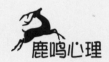

鹿鸣心理

"未成年人心理健康丛书"编委会

丛书总主编：胡　华

丛书副主编：杜　莲　屈　远

① 《未成年人童年养育与心理创伤问题：专家解析与支招》
　　主编：瞿　伟　　　　副主编：冉江峰　沈世琴

② 《未成年人心理发育问题：专家解析与支招》
　　主编：梅其霞　　　　副主编：尹华英　魏　华

③ 《未成年人心理危机问题：专家解析与支招》
　　主编：蒙华庆　　　　副主编：杨发辉　郑汉峰

④ 《未成年人性心理问题：专家解析与支招》
　　主编：罗　捷　　　　副主编：李晋伟　任正伽

⑤ 《未成年人行为问题：专家解析与支招》
　　主编：傅一笑　　　　副主编：杨　辉　陈　勤

⑥ 《未成年人睡眠问题：专家解析与支招》
　　主编：高　东　　　　副主编：蒋成刚　黄庆玲

⑦ 《未成年人人际关系与学业竞争问题：专家解析与支招》
　　主编：杨　东　　　　副主编：何　梅　赵淑兰

⑧ 《未成年人情绪问题：专家解析与支招》
　　主编：周新雨　　　　副主编：邱海棠　邱　田

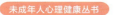 未成年人心理健康丛书

重庆市出版专项资金资助项目

丛书总主编　胡　华

丛书副主编　杜　莲　屈　远

未成年人

性心理问题：
专家解析与支招

主编

罗　捷

副主编

李晋伟　　任正伽

编　者（按姓氏笔画排序）

马　婷　　马子杰　　王　宇　　向　静　　杨　勋

张　娟　　陈　娟　　易自力　　胡　晓　　胡晓红

宿越越　　廖家喜　　薛玲玲

重庆大学出版社

推荐序 1

　　很高兴接受重庆市心理卫生协会胡华理事长的邀请，为她及其团队撰写的"未成年人心理健康丛书"写推荐序。

　　记得联合国儿童基金会前执行主任亨丽埃塔·福尔曾经说过："许多儿童满怀悲痛、创伤或焦虑。一些儿童表示，他们不知道世界会如何发展，自身的未来又将怎样。""即便没有出现疫情大流行，很多儿童也苦于社会心理压力和心理健康问题。"世界卫生组织在 2017 年就发布了《全球加快青少年健康行动（AA-HA!）：支持国家实施工作的指导意见》，表明在全球公共卫生中重视青少年健康的时候到了。如今，未成年人心理健康问题十分严峻，未成年人的全面健康发展也是我国社会发展中的重大现实问题。

该丛书着眼于未成年人的心理健康，紧贴未成年人心理健康现状，以图文并茂的方式展现了未成年人在成长过程中容易出现的心理问题，涉及情绪、睡眠、行为、性困惑、人际关系与学业竞争等八大主题，通过真实案例改编的患儿故事，从专家的视角揭示其个体生理、家庭、学校、社会等多方面的成因，分别针对孩子、家长、学校以及社会各层面提出具体的操作策略，是一套简单实用、通俗易懂的心理学科普丛书。

孩子是社会中最脆弱、最易感、最容易受伤，也最需要关爱和呵护的群体。

全球有约 12 亿儿童青少年，且 90% 生活在中低收入国家。《全球加快青少年健康行动（AA-HA！）：支持国家实施工作的指导意见》指出：存在前所未有的机会来改善青少年的健康并更有效地应对青少年的需求。该指导意见还强调对青少年健康的投资可带来三重健康效益：青少年的现在—— 青少年健康即刻受益于促进有益行为以及预防、早期发现和处理问题；青少年未来的生活—— 帮助确立健康的生活方式以及在成年后减少发病、残疾和过早死亡；下一代人—— 通过在青少年期促进情感健康和健康的做法以及预防风险因素和负担，保护未来后代的健康。

生态模型的心理干预理念告诉我们：关注个体、个体生存的微观系统、宏观系统，通过改善这三个方面的不良影响，达到改善心理健康的目的。相对于需要面对为未成年人所提供社会心理照护服务的最严峻挑战而言，在促进和保护未成年人的心理健康方面所投入的科普和宣教工作更加实际和高效。相信这套由重庆市心理卫生相关机构、各个心理学领域的临床专家和学术带头人、"重庆市未成年人心理健康工作联盟"的重要成员们共同撰写、倾情奉献的"未成年人心理健康丛书"对帮助整个社会更好地正确认识和面对未成年人一些常见的心理问题以及科学培养未成年人具有重要意义。

孟　馥

中国心理卫生协会心理治疗与心理咨询专业委员会
副主任委员
兼家庭治疗学组组长
2023 年 4 月 10 日

心理健康是全社会都应该关注的话题，特别是对于未成年人来说，它是影响其成长发展的重要因素。然而，现代社会的快节奏生活方式使许多未成年人面临精神心理问题的困扰。2021 年，"中国首个儿童青少年精神障碍流调报告"显示，在 6—16 岁的在校学生中，中国儿童青少年的精神障碍总患病率为 17.5%，这严重影响了未成年人的健康成长。为此，重庆市心理卫生协会积极推进普及未成年人心理健康知识的科普工作。同时，该协会拥有优秀的专家团队，他们积极组织编撰了本套丛书。本套丛书共八册，分别聚焦心理危机问题、情绪问题、行为问题、睡眠问题、心理发育问题、性心理问题、人际关系与学业竞争问题、童年养育与心理创伤问题等全社会关注的热点问题。

这套丛书以通俗易懂的语言和图文并茂的方式，结合实际案例，为读者提供了丰富、系统、全面的心理健康知识。每册都包含丰富的案例分析、实用的解决方案和有效的预防方法。无论您是家长、老师、医生、心理治疗师、社会工作者，还是对儿童心理健康感兴趣的读者，这套丛书都将是您实用有效的工具，也将为您提供丰富的信息和有益的建议。

因此，本套丛书的出版对提高社会大众对于未成年人心理健康问题的认识和了解具有非常重要的意义。本套丛书以八个热点问题为主题，涵盖了各个方面的未成年人心理健康问题，为广大读者提供了全面、深入、权威的知识。每册都由业内专家撰写，涵盖了最新的研究成果和实践经验，以通俗易懂的方式呈现给读者。这不仅有助于家长更好地了解孩子的内心世界，也有助于教师与专业人士更好地开展心理健康教育和治疗工作。

在这里，我代表中国心理卫生协会儿童心理卫生专业委员会，向胡华理事长及其团队表示祝贺，感谢他们的辛勤工作和付出，让本套丛书得以顺利出版。我也希望本套丛书能够得到广大读者的关注和认可，为未成年人心理健康的普及和发展做出积极的贡献。最后，我也希望未成年人心理健康能够得到更多人的关注和关心，让每一个孩子都能健康快乐地成长，为祖国的未来贡献自己的力量。

罗学荣

中国心理卫生协会儿童心理卫生专业委员会

第八届委员会主任委员

2023 年 4 月 2 日

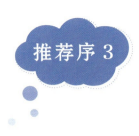

推荐序 3

由重庆大学出版社出版、重庆市心理卫生协会理事长胡华教授任总主编的"未成年人心理健康丛书"出版了,向该丛书的出版表示由衷的祝贺,并进行热情的推荐!

值得祝贺的是,该丛书聚焦未成年人这一特殊群体,从心理发育问题、童年养育与心理创伤问题、心理危机问题、性心理问题、行为问题、情绪问题、睡眠问题、人际关系与学业竞争问题等八个方面,全面地梳理了在未成年人群体中比较常见的各种心理问题。对广大读者来说,可以全面、系统、详细地了解未成年人成长过程中遇到的各种心理问题,从中发现解决未成年人心理问题的良策。

值得推荐的理由可以从以下几个方面呈现:(1)丛书的

结构完整：丛书的每一分册都是严格按照"案例故事—专家解析—专家支招"的结构进行撰写的。首先，列举的案例故事，呈现了未成年人的心理问题的具体表现；其次，对案例故事以专业的视角进行解释和分析，找出发生的原因和机制；最后，针对案例故事进行有针对性、策略性和可操作性的支招。

（2）丛书的内容丰富：从幼龄儿童的心理发育问题、养育问题到年长儿童的各种心理行为问题、睡眠问题和人际关系问题，无一不涉猎，对未成年人群体可能出现的心理问题或障碍均有描述，而且将最常见的心理问题以单独成册的形式进行编纂。同时，信息量大但又分类清晰，易于查找。（3）丛书的文字和插图优美：丛书的案例文字描述具体、文笔细腻；专家解析理论充实，有理有据；专家支招方法准确，画龙点睛。同时加配了生动活泼、鲜艳亮丽和通文达意的插图，为本已优美的文字锦上添花。

可喜的是，本丛书有许多年轻专家的加入，展现了新一代心理卫生工作者的风范和担当，为未成年人的心理健康服务奉献了他们的智慧。

本丛书适合于广大未成年人心理卫生工作者，主要是社会工作者、学校心理老师、心理咨询师、心理治疗师和精神科医师、家长朋友和可以读懂本丛书的未成年人朋友，可以解惑，抑或助人。

杜亚松

上海交通大学医学院附属精神卫生中心
教授、博士生导师
2023 年 3 月 26 日，上海

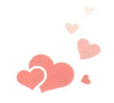

丛书序言

　　未成年人是祖国的未来，他们的心理健康教育，事关民族的发展与未来，是教育成败的关键。2020 年 10 月 17 日，第十三届全国人民代表大会常务委员会第二十二次会议第二次修订《中华人民共和国未成年人保护法》，自 2021 年 6 月 1 日起施行。2021 年，重庆市主动作为、创新思考，由市委宣传部、市文明办联合政法、教育、财政、民政、卫健委、团委、妇联、关工委等 13 个部门发起成立了"重庆市未成年人心理健康工作联盟"。重庆市心理卫生协会有幸作为联盟成员单位参与其中。我个人一直从事与儿童青少年精神心理健康相关的临床、教学和科研工作，并借重庆市心理卫生协会这个学术平台已成功举办了五届妇女儿童青少年婚姻家庭心理健康高峰论坛、各种相关的专业培训班及非专业人士的公益课堂。重庆市心理卫生协会作为一个专业性、公益性的学术组织，一直努力推进大众心理健康科普工作，连续多年获上级主管部门重庆市科协年度工作考核"特等奖"。同时协会拥有优秀的专家团队，积极参与策划和落实这套丛书的编撰，是编著丛书最重要的支持力量。我希望通过这套图文并茂的丛书能够促进普通大众对未成年人心理健康知识有更多的了解。

在临床工作中，我们时常看到这样一些现象：孩子在家天天玩游戏，父母却无可奈何；父母希望靠近孩子，但孩子总是保持距离；父母觉得为孩子付出很多，但孩子感到自己没有被看见、没有被尊重；个别中小学生拉帮结伙，一起欺辱班上的某个同学，导致这个被欺负的学生恐惧学校；也有些学生一次考试成绩失利就厌学逃学；而有些孩子被批评几句后就出现自残、轻生行为……我们越来越多地看见未成年人出现各种各样的心理问题，甚至是严重的精神障碍。面对这些问题时，很多父母非常无助，难以应对，要么充满自责和无奈，要么互相埋怨指责。也有父母不以为意，简单地认为是孩子的"青春期叛逆"。学校和老师则有时过于紧张不安、小心翼翼，不敢轻易接受他们上学或复学，让一些孩子在回到学校参与正常的学习上又多了一些困难。而社会层面也有很多不理解的声音，对这些未成年孩子的情绪反应和行为方式不是去理解和帮助，反而是批判和排斥。

实际上，未成年孩子在生理、心理上具有自身突出的特点，相对于成人，他们处于不稳定、不成熟的状态，他们的世界观、人生观、价值观等思想体系正处在形成阶段。这个时期的孩子非常需要家庭、学校、社会等多方面给予特别的关心、爱护、引导与帮助。来自周围的对他们的一些观念、态度的转变，可能看起来非常微小，却往往成为点亮他们生活的一束光，可能帮助他们驱散内心的一点阴霾，更好地度过这段人生旅程，走向下一个成长阶段。

本套丛书共八本书（分册），分别聚焦未成年人的心理危机问题、情绪问题、行为问题、睡眠问题、心理发育问题、性心理问题、人际关系与学业竞争问题、童年养育与心理创伤问题等主题。丛书各分册的主编与副主编均是重庆市心理卫生协会理事会的骨干专家，具有丰富的心理学知识或者临床经验。由于未成年人的各个生命发展阶段又呈现出不同的心理特点，因此本套丛书也强调尽量涵盖现代社会中不同年龄段未成年人所面临的具有代表性的心理问题。

本丛书的每个分册都具有统一的架构，即以案例为导向的专业分析和建议。这些案例都源自作者专业工作中的真实案例，但同时为了保护来访者隐私，强调了对其个人信息的伦理处理。如有雷同，纯属巧合，请读者不要对号入座。为了使案例更加具有代表性，也可能会结合多个案例的特点来阐述。为了给大家更加直接的帮助，每个案例都会有专业的解读分析，及延伸到具体的解决方法和建议。书中个案不少来自临床，医务人员可能给予了适当的药物处理和建议，请读者不要擅自使用药物。如有严重的相关问题，请务必到正规的专业医院进行诊治。希望通过本丛书深入浅出的讲解，帮助未成年孩子的父母、学校老师以及未成年人自己去解决教育和成长中面临的困惑，找到具有可操作性的应对方案。而这些仅代表作者个人观点，难免有主观、疏漏，甚至不够精准之处，欢迎读者提出宝贵意见和建议，以便有机会再版时可以被更正，我们将不胜感激！

在本丛书的编写过程中，我真诚地感谢重庆大学出版社的敬京女士，她是我多年的好友，当我有组织这套丛书的设想时，与她一拍即合，感谢她一路的积极参与和支持，以及她身后的出版社领导和各部门的专业帮助，还有插画师李依轩、辛晨的贡献。因为有他们的帮助和支持，本丛书才能顺利完成。同时，我真诚地感谢重庆市心理卫生协会党支部书记胡晓林、重庆市心理卫生协会名誉理事长蒙华庆及重庆市心理卫生协会常务理事会的成员们，在 2021 年 9 月常务理事会上对丛书编写这一提案的积极支持和鼓励。我要真诚地感谢重庆医科大学附属第一医院心理卫生中心的同事，重庆市心理卫生协会的秘书长杜莲副教授，以及副秘书长屈远博士，在组织编撰、写作框架、样章撰写与修改、篇章内容把控、文章审校等方面的共创和协助。我还要感谢重庆市心理卫生协会常务理事、重庆市心理卫生协会睡眠医学专委会主任委员、重庆市第五人民医院睡眠心理科高东主任和重庆市心理卫生协会理事、重庆市第五人民医院睡眠心理科黄庆玲副主任医师对样章撰写的贡献！

我要感谢所有参与丛书编写的各分册主编、副主编及编委会专家和作者的辛苦付出！没有你们，这套丛书不可能面市。

我还要感谢重庆市委宣传部未成年人工作处李恬处长的支持和鼓励，并把这套丛书的编写纳入"重庆市未成年人心理健康工作联盟"2022 年的工作计划中。

最后，我要感谢在丛书出版前，给予积极支持的全国儿童青少年心理与精神卫生领域的知名专家，如撰写推荐序的孟馥教授、罗学荣教授、杜亚松教授，撰写推荐语的赵旭东教授、童俊教授和夏倩教授，以及家庭教育研究者刘称莲女士。

健康的心理造就健康的人生，我们的社会需要培养德智体美劳全面发展的社会主义接班人！我们的社会和家庭需要我们的孩子成长为正如"重庆市未成年人心理健康工作联盟"所倡导的"善良、坚强、勇敢"的人。为此，面对特殊身心发展时期的孩子，我们需要在关心他们身体健康的同时，更加积极地关注他们的心理健康状况，切实了解他们的心理需求和困难，才能找到解决问题的正确方法，才能让孩子在参与和谐人际关系构建的同时实现身心的健康成长和学业进步。

虽然未成年人的心理健康发展之路任重而道远，但我们依然砥砺前行！

胡 华

重庆市心理卫生协会理事长

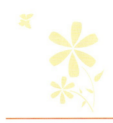

作者序言

　　未成年人是未来的曙光，肩负着时代重任，所面对的压力也越来越大，存在学业压力、人际压力、性发展压力等。在互联网影响下，不少孩子自制力差，容易受到暴力、色情等不良文化的侵蚀。未成年人因为身心发育还不够健全、对事物的认知以及对事态的判断还不够准确，遇到挫折时过分偏激，也会引发心理问题，比如厌学逃学、焦虑抑郁、轻生自杀、沉迷网络、暴力攻击、性心理问题等。未成年人的心理健康问题越来越受到大家重视。

　　进入青春期的孩子对性器官发育会感到不知所措，对性产生好奇心，时常偷偷浏览黄色网站而又心怀愧疚，父母发现孩子过早性行为也经常会惶恐不安。这些问题如何应对都会在本分册《未成年人性心理问题》中娓娓道来。正因为读者的广泛性，所以在写作过程中，本分册除要求观点正确、材料准确和论述科学外，还力求做到语言朴实、叙述流畅，具有一定趣味性和可读性，以达到深入浅出地讲述科学知识的目的。本分册中的异性症曾被视作一种精神疾病，这导致异性症长期被污名化。近年来，世界卫生组织从精神和行为障碍列表中删除了与跨性别相关的类别，从此，异性症正式去病化。同时，最新版教科书已去除异性症这一诊断，改为性别烦躁，力图进一步改变人们对待这一类人群的态度。本分册的作者均为相关方面的杰出学者和心理治疗师，每小节都是他们的学术成果和临床经验的积累。本分册按照问题或者疾病编排，力求从三个方面提供帮助：案例故事，专家解析，专家支招，最重要的是向学校、家庭、社会提供科学、实用、有效的解决方法。

本分册由罗捷任主编，李晋伟和任正伽任副主编，共 16 位专家集体撰写。各节主要从以下方面阐述：如青春期身体发育困惑，包括"胸部丰满的苦恼""令人惧怕的'好朋友'""糟糕！床单湿了"等内容；性吸引及性冲动部分，包括"过度注视异性身体怎么办？""未成年人为何会触犯雷区？""何处安放的青春？"等内容；性安全知识的介绍，如"有爱就要有性吗？""13 岁，要不要打 HPV 疫苗？""迷雾中的诱惑，我该怎么办？"等内容；除此之外，本分册还罗列了性偏好相关内容，如"中学生的困惑，我到底爱谁？""'触碰'女性让他悔恨不已""'暴露'是一种病吗？""喜欢穿异性服装的男孩""男孩子咬定自己是'女孩子'""'伪娘'小筑的故事"等内容。本分册最适合的读者为未成年人的家长与广大心理工作者，建议未成年人在监护人的指导和陪伴下阅读。

　　本分册凝聚了所有参与者的心血，反映了所有参与者对心理健康辅导的热情，也表明了他们对未成年人心理健康的关注和爱心。在此，我首先感谢重庆医科大学附属第一医院屈远老师的支持和指导；其次感谢所有参与者的努力工作，他们是来自重庆医科大学附属第三医院的任正伽、重庆天爱心理咨询中心的李晋伟和马婷、重庆市北碚区精神卫生中心的易自力、重庆市北碚区第二精神卫生中心的廖家喜、重庆市綦江区精神卫生中心的王宇、西南政法大学特殊人群心理与智能管理服务中心的向静、重庆南开中学的薛玲玲、重庆市渝中区益行儿童发展中心的胡晓红、陆军军医大学第一附属医院的张娟、西南政法大学党委学生工作部的胡晓、重庆师范大学学生心理健康教育与咨询中心的陈娟、重庆大学的杨勋、南方医科大学公共卫生学院心理学系的马子杰。我们相信读者一定会从本分册中受益匪浅，倘若能为保护未成人心理健康起到一些微小的作用，那更是各位参与者的殊荣了。

　　由于时间等原因，文稿写作过程中难免有错误和用词不当之处，还望读者谅解，更重要的是非常欢迎读者提出宝贵的意见、建议和批评，我们会尽快答复您，您的反馈对我们的工作是一个促进。

罗　捷

目 录
CONTENTS

第1节
胸部丰满的烦恼

案例故事

    小丽从小性格活泼开朗，她有一个能力，就是能很快和同学们玩成一片。朋友和她一起玩都会感到很轻松，班上不少同学也爱找她聊天，她在班上的人缘一直都不错。

    但最近，小丽最好的朋友文文发现小丽越来越不对劲，笑容也越来越少了，也不和其他同学玩闹了，甚至有同学想找她玩耍，她都用各种借口推辞了，有同学找她说话，她也含糊其词的。上课举手回答老师的问题，她以前一直是最积极的，现在也不举手发言了，有时老师叫她，她站起来把头埋得很低，回答的声音也不洪亮清晰，看起来特别不自信。在课堂上，她总是把头埋得很低，生怕被老师看到点名叫她。以前她什么事都会和文文说，现在和文文说的话也变少了。有时候从远处看她，她走路的样子就像一个老人佝偻着身子。文文感觉小丽心事重

1

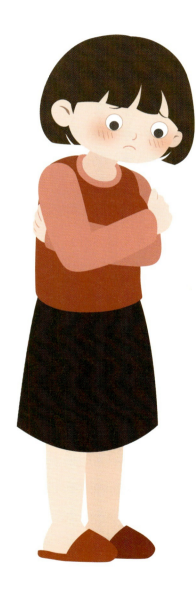

重的，她问了小丽两次，小丽都说没什么，但文文觉得小丽看起来一点也不像没事的样子，她分明就像是要把自己缩起来，不让别人注意到她。

有天放学后，文文故意在教室做作业，等小丽做完值日后收拾作业追上小丽。文文实在不放心她，说："小丽，我看到你最近变化特别大，一直不开心的样子，我很担心你，你到底怎么了，是你爸爸妈妈吵架了，还是有人欺负你，要是有人欺负你，你可以和我说，我是你最好的朋友，我们可以一起去告诉老师……"

小丽听到这里，眼泪一下涌了出来，轻声地说："你别

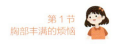

说了，这个事情太羞了，跟你说了也没用，没人帮得到我……"

文文感到很纳闷，为什么小丽会说羞呢，难道是她做了什么错事，心理压力太大了？她只好安慰小丽："你不说我怎么知道呢？你别怕，我们解决不了，还有老师和爸爸妈妈呢！我不会笑话你的，大家都会帮你的。"

小丽听到文文说不会笑话她，就把心事说了出来。

她回忆起半个月前，课间休息时她突然肚子疼，去上厕所，后面又进来几个女生，她通过声音判断是同班同学，接着她听到她们说："班上胸最大的就是小丽了，这是男生们点评出来的，我同桌XX说小丽的胸是'波涛胸涌'。"说到这，小丽还听到她们嘿嘿的笑声，"你们知道胸（凶）器是什么吗？就是胸特别大的意思，还说她的胸（凶）器要是第二，班上就没有第一。"小丽害怕被她们发现，一直躲在厕所里发怔，直到上课铃响后才匆匆赶回教室。

在教室门口喊报告时，全班同学都看了过来，小丽感觉同学们的眼光都扫在自己的胸部上，她看到刚才议论自己的一个女生和同桌还偷笑了一下。小丽回到座位时，因为位置空间不足，丰满的胸部让她不能顺利进去，需要等同桌完全起身让她，那一瞬间，她想起了女同学在厕所说的话，她憎恶自己"不合适"的胸部。

从这之后，小丽很害怕被别人注意，害怕被别人说她那"讨厌"的胸部，她越来越担心，还穿特别紧的背心，希望这样能压缩胸部，使其看起来没那么大……

专家解析

青春期的少男少女都特别关注身体外形发育的情况，女生的乳房作为第二性征，是非常容易吸引关注的身体部位。在发育过程中，女生也常在心里悄悄与同伴进行对比，不知不觉形成判断：自己的胸部发育看起来怎么样，是否正常，是否和绝大多数同学一样。与大多数同学形成明显差异——过大或过小，都可能让人变得小心敏感，造成心理负担。

而男同学，在青春期，受发育唤起的本能影响，对性变得很敏感，对性和异性有强烈的向往。这种渴望、向往最容易集中在女生引人注目的身体性征——乳房上，也爱对女生隆起的乳房进行讨论。

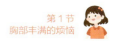

　　女生的胸部成为男同学间秘而不宣的讨论话题。这种讨论往往带有点评色彩，特别是这些评论流传到班上，在女同学之间开始传播时，非常容易给当事人带来心理伤害。

　　从小缺乏性教育的环境，青少年在性发育最明显的青春期，常常会用负面态度去看待与性相关的身体部位，为胸部发育感到羞耻，甚至恶心。

　　本案例中的小丽，胸部发育丰满，她突然通过女同学之口知道自己已成为男同学议论的焦点，听到了对她胸部的"非议"，让她感到窘迫羞耻。

　　青春期关于性发育的羞耻感，本就是青少年难以向他人诉说的隐秘，这使她不能及时将这件事的苦恼告诉朋友，也没有在听到女同学议论自己的第一时间及时出现，去阻止她们的议论。

　　她回到教室，开始出现过度警觉的情况，将一时的难堪全都归结在乳房上，认为是乳房给她带来的羞辱。小丽为了避免今后出现更多窘迫的局面，就以减少与人交往的方式来避免被人关注自己胸部，出现了人际退缩的现象。

　　之后，小丽为了避免胸部惹人注意，穿过于紧窄的背心，这是非常错误的做法。过于紧窄的背心和文胸，会阻碍胸部的血液循环，非常不利于乳房健康。

专家支招

▶ **对于小丽**

因为整体环境缺乏性教育，所以小丽对身体性征持有消极的认知，需要重新改变对身体的看法，培养和提升身体自尊感，培养不惧怕他人议论的勇气。

1. 她可以通过阅读书籍、参加讲座课堂等形式掌握更多关于青春期身体发育的科学知识，提升对身体的接纳度，改变对胸部发育的消极态度。乳房是身体非常重要的一部分，每个人的大小形状都会存在个体差异，要科学正确地认识它。

2. 及时换掉不合适的内衣，选择适合自己乳房尺寸的内衣。

3. 面对他人的议论，要大胆反抗或处理。被议论的个人没有做错什么，不应该为此感到惭愧和自卑，反而是胡乱议论他人的人才应该感到惭愧，特别是那些发表不友好评论的人，他们不合适的言论会给他人带来坏影响。小丽完全有理由捍卫自己的权益，制止他们的议论，要求他们给自己道歉。如果自己捍卫不成功，她还可以求助老师及家长，得到大人的理解和帮助。

4. 改变心态。不同年龄时期对乳房的大小会有不同的态度，青春期刚开始发育，大家都会有些难为情。但随着长大成人，不少女性甚至会努力追求丰满的乳房而选择隆胸手术，作为不需要做任何后天改变就能拥有的丰满乳房，这是将来其他女生羡慕不来的得天独厚的优势。

► **对于家长**

对于即将或已进入青春期的孩子，家长简单地告诉她们胸部会发育、会来月经等知识，并不能解决她们因青春期身体发育而产生的诸多烦恼和困扰。家长需要和孩子建立良好的关系，多关注孩子的青春期发育情况，以及人际互动中是否会因发育问题带来心理负担。

家长要主动和孩子讨论身体各部位变化的积极意义。

对女性来说，胸部发育具有非常重要的意义。它既是女性的重要身体特征，也对维持女性优美身材曲线发挥着积极的作用。在生物的进化过程中，女性的胸部丰满，是一种富有性魅力的体现，家长应提前消除或减弱发育给孩子的人际互动带来的焦虑。

▶ 对于学校

理解青春期的特殊性，整体来说，女生发育时间比男生早 1 ～ 2 年，又因性别生理上的差异，女生发育后胸部隆起就能明显被同龄人及身边人察觉。传统环境对性教育的回避，使女生对身体特征容易形成负面认知，对外界对身体外形的评价十分敏感，身体自尊得不到良好的发展。

而刚懵懂进入青春期的男生心智不够成熟，玩笑闲谈中不能很好地把握界限，他们在性本能的渴望及好奇心的驱使下，经常会围绕班上女生的外貌外形及身体特征展开议论，并且不能周全地考虑这些议论、评价是否会给别人带来情感上的伤害。

天下没有不透风的墙，这种议论也非常容易在同学之间流传，一旦传到当事人耳朵里，十有八九会给当事人带来明显的心理伤害。若干预没有及时介入，伤害就会持续发展，进而影响当事人的心理健康及人格发展，其外在表现就是明显的人际交往退缩，不再大方与同学、老师互动。

学校方及老师应在学生刚进入青春期时及时安排性教育课程，课程的目的如下：①向学生详细讲解青春期男女身体上的发育现象及护理，消除学生尤其是女生对身体发育的性羞耻感，打消他们的发育疑问及顾虑，培养积极的身体态度和良好的身体自尊感；②课程要安排科学、充分的性知识，满足青少年对性的渴望和好奇，以打破性神秘感，缓解、消除青少年对异性和性的好奇；③课程不能仅围绕生理卫生进行，更要在情感、价值观、人际关系上进行引导，组织班级讨论，思考如果有女生遇到被别人议论自己发育的情况，应该怎么办，还要引导男生学会换位思考，尊重和体谅女生在发育期间情感心理上的敏感，不随意讨论，以免给同学带来伤害。

第2节
过度注视异性身体怎么办？

马　婷

案例故事

　　高二上学期的课堂总是让莘莘学子感到高考的压力持续存在，一向成绩优异的小苏也不例外。小苏的目标是考上医学院，他希望在未来能帮助更多的人获得健康，可是，现在的他却明显感受到了自己不健康的心态。

　　在这个学期开始后，小苏在课堂上，只要看向老师和黑板的方向，就会感到格外的焦虑。他总能发现自己眼睛的余光不自觉地关注正好坐在前排的一位女同学。

　　青春期少女的身体，对于也正处在青春期的少年们，总是充满了不同和吸引力。少女们已经有了成熟女性的第二性征，小苏的目光正是被少女婀娜多姿的身材所吸引的。

　　每当小苏看向正前方的讲台，他的余光就会不由自主地关注这位可爱的女同学。但是小苏很矛盾，因为正处在高二的关

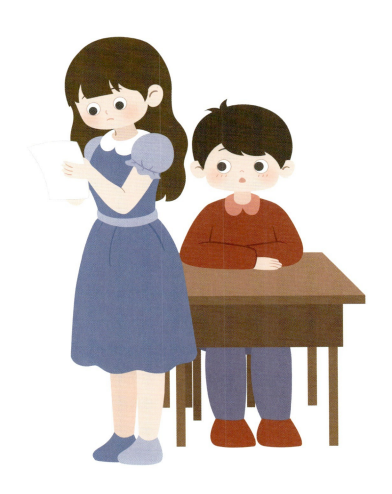

键时刻，他不希望在课堂上分心，他需要全神贯注地把老师讲

到的知识点都记住，而不是去关注女同学。他的内心很纠结，

甚至产生了焦虑情绪。因为他知道，这份对女同学的关注，还

掺杂着懵懂的情愫，随之而来的，还有生理上的悸动。但这是属于小苏的秘密，不会让其他人知道。

在经历了两个月的内心冲突后，小苏发现自己的焦虑感越来越强，余光不是他能控制的，这样的情况的确干扰了他的学习。原本学习成绩优异的他，发现自己对老师在课堂上讲过的内容，会不记得具体解法，这在以前是不会发生在他身上的事情啊。

为了不再受到余光的影响，他只能默默地低头自学，只把目光聚焦在课本或者试卷上，似乎，这是一个不错的方法，让他能大大地松一口气。正当小苏以为万事大吉的时候，他却迎来了另一个难题——课堂提问。

各科老师都发现曾经聚精会神盯着黑板的小苏开始不再看黑板的板书了，老师提问的时候，站起来的小苏显得很紧张，支支吾吾回答不出黑板上需要解答的题目。老师们会批评小苏不认真听讲，班主任找到小苏谈话……

小苏的心中充满了委屈，不是他不愿意认真啊，他内心比谁都着急，他多希望自己能够心无旁骛地听课啊！

沮丧的情绪开始蔓延，小苏开始否定自己、责备自己。渐渐地，往日那个意气风发准备考医学院的小苏开始藏起了所有除书本之外的目光。

他想，如果我谁都不看，那么就不会去关注会让自己分心的事情了吧……

曾经阳光开朗的小苏变得日渐沉默寡言、独来独往，他希望能把让自己矛盾纠结的因素——那个身材曼妙的女孩，从他的关注中去除，也许这样就能让一切恢复平静。

可是，人的情绪状态一旦发生了改变，有时就会走向不可控的一面，特别是在无人可以倾诉的时候。

现在，小苏的焦虑状态已经持续了大半个学期，而一向对自己要求严格的他更加自责，这些情绪交织在一起，压得小苏甚至无法正常进行考试。高二上学期期末考试成绩的严重下滑，彻底压垮了小苏。他回到家，把自己关在房间。父母想去开导他，却只知道是成绩出了问题，好在最后，小苏把自己这一学期经历的事情告诉了父母，却隐藏了女同学这个部分。因为他知道，父母一直都是很保守的，如果得知了他的心思，家庭很可能会陷入很尴尬的状态。

父母虽然完全不明白这一切是怎么发生的，但也知道儿子的情绪出现了严重的问题。于是，父母积极想办法，找到了经验丰富的医生，做出了诊断——余光恐惧症。

为了帮助小苏尽快恢复到正常的学习状态，父母和他商量进行定期的心理咨询，希望在心理咨询师的帮助下小苏能解开心结。

因为咨询师是一名女性，小苏在与心理咨询师的首次见面时格外拘谨。他不知道是否能将自己心中的秘密告诉这位女咨询师。

不过在和咨询师建立了足够信任的关系后，小苏选择了勇敢告诉咨询师自己的余光在以前到底看向了哪里。

让他意想不到又期待的情况发生了！咨询师丝毫没有评判和指责小苏，反而告诉他这样的关注是正常的，青春期的男孩会被异性吸引或者对异性心生好感，这些都是正常的心理和生理现象。咨询师帮助小苏理解和接纳自己的"余光"，还和他聊到了他与异性在日常的学习生活中的互帮互助。

"余光"的秘密不再是让他感到羞耻和尴尬的事情，小苏畅然了不少。接下来，小苏在心理咨询中还学会了心理学的放松练习，他坚持每天进行自我放松训练来对抗焦虑情绪，甚至可以在突感焦虑时，立刻进行自我解压。

虽然在高考的压力下，小苏的焦虑情绪还是偶有出现，但是他得到了对于自己心理健康状态的肯定，不再纠结于自己是否做错了事情，他有了应对焦虑的武器，又变回了那个自信的小苏。

专家解析

　　小苏在某知名医院的心理卫生中心被诊断为余光恐惧症。余光恐惧症属于社交恐惧症中的一种，是指一个人在注视某人或者某物时，觉得自己控制不住地同时在看旁边的人或者物，注意力总是被余光所及的旁边之人或物体所吸引，无法自由地移动自己的目光。

　　小苏原本注视的应该是黑板和老师，但是他控制不住看向了女同学的敏感部位，从而产生了羞耻感。

　　在这种恐惧心态下，他会更加关注自己的余光，也容易产生更多的预期焦虑，即担心余光出现。

　　小苏的内心冲突逐渐升级，他很希望自己能有力量控制好自己的余光，如果无法做到，就会对自己加以指责，使自己更加焦虑，陷入了负面情绪的恶性循环之中。

在正常情况下，个体对于自己的视线和目光是不会在意的，大脑对此是处于一种无意识的状态，也就是大脑压根没有去关心和注意目光，以及关心目光是如何看人或者物体的。可是当个体出于某些原因对自己的目光变得很在意，并且在与人交往时总是关注自己的视线时，个体就会无法正常与人交往。

余光恐惧症的产生，是多种因素共同作用的结果，如个性比较胆小内向、从小与人交往中感受到的伤痛比较多、受到过他人的攻击等等。一次严重的心灵创伤，比如因为被他人误会，而受到排挤、冷落，以及生活中的某些变故，都可能出现余光恐惧症的症状。

性格外向、比较自信的个体，就像小苏这样的个体也可能产生余光恐惧症。这主要与家庭教育有关。而且也主要发生在余光不小心看见了异性的敏感部位，而他们的家庭教育，对性是不能接纳的。小苏从来没有和父母谈及过任何与性相关的话题，使他在陷入情绪的泥潭后，对自己的想法倍加批判，又无法找到值得信任的倾诉对象，得不到正确的引导。

专家支招

► **对于孩子**

　　在初中和高中阶段,青少年步入了心理和生理都在向成人过渡的飞速发展时期,青少年更在意自己的外貌是否能得到异性的认可,同时也经常不自觉地被异性所吸引,这些都是符合人类身心发展的自然规律的。但是由于中学阶段又恰恰是学业压力最重的时期,所以很多青少年无法处理好这两者之间的关系,甚至将两者放在了绝对的矛盾冲突位置,以至于自己也陷入了尴尬又羞涩的内心冲突当中。青少年需要了解和接纳自己心理与生理的正常发展进程,允许自己有自然的感受发生,但要尽量控制在不影响自己主要目标的范围内。

► **对于家长**

　　作为家长,总是期望自己的孩子能以学习为主要目标,但是往往忽略了孩子已经慢慢长大。家长应和孩子保持轻松的沟通与交流,并且不要将话题局限在学习上,否则孩子会陷入一个固定思维,认为家长不会接纳学习外的谈话内容。

这会使孩子在遇到自己目前年龄阶段无法解决的难题时，自动关闭和父母的交流通道，独自承受焦虑。如果性的话题难以谈及，也可以借由性健康科普类书籍来引导孩子科学看待自己的身心发展。

► **对于学校**

学生的大部分时间都是在学校度过的，往往回到家里还有繁重的功课需要完成。如果校方能够保证学生每天一定量的运动时间，无疑是对青少年身心健康最好的助力。运动不但能帮助大脑休息和供氧，使学习效率提高，而且能让青少年的精力得到积极有效的释放，并在运动中建立健康的男女合作关系。

不管是在家庭中，还是学校里，只有打开对青少年的性教育通路，才不至于让他们因原本自然的事件而陷入深深的迷惘之中。

第3节

令人惧怕的"好朋友"

向　静

案例故事

　　小钰是一位活泼可爱的女孩子，就读于某中学初中部，今年是小钰在该中学学习生活的第一年。在她成为一名中学生后不久，小钰迎来了13岁的生日。在这个特别的时期，小钰不仅面临着繁重的学习任务和仅属于青春期的稚嫩忧愁，也遭遇了某些挑战。

　　清晨的阳光透过窗花贴纸柔柔地洒进少女的房间，叮叮叮，起床啦。小钰睁开蒙眬的睡眼，伸手按下闹钟的按钮，掀开被子准备起床洗漱，就像平常一样。但很快她发现了丝丝不同于往常的地方：印有叮当猫的天蓝色卡通床单上突显出点点红色血迹。小钰回想起自己不久前在学校上的生理学课。田老师是这门课的老师，她在小钰心中是一位美丽又优雅的女性。老师在课堂上说，青春期的女生都会来初潮，而初潮是我们的身体发育成熟的标志。一股难以言说的隐秘喜悦悄然在小钰的心头荡漾开来，原来从今以后自己就是一位小大人了！

校园里的桃花开了又凋谢，嫩绿色的枝丫不知不觉中变成了翡翠绿的，五月的太阳带来了温暖，时间显得绵长又悠远。日子就这么一天天过去了，但小钰最近感到闷闷不乐。上周五的体育课后，小钰和好朋友小丽绕着操场散步。小钰像往常一样和操场健身器材区的小伙伴打招呼，但小伙伴们欲言又止，一起哄笑着跑开了。小钰带着淡淡的忧伤回家后才发现自己的裙摆后面全是血，腿后也潮乎乎的，伸手一摸，满手殷红，不免有些腿软。原来刚刚小伙伴是在笑她裙摆上的血迹。这已经有好几次了。小钰的"好朋友"每次来临都没什么规律，有时是月初，有时是月末，有时是月中，间隔时间也长短不一，而且每次来的量都很大，让人"猝不及防"，好几次"好朋友"的突然造访，都使自己的衣裙有大片"血染的风采"，遭到了同学的调侃，难堪至极。一阵肉香味传来，妈妈正在厨房忙碌，小钰委屈又自责地换好衣服到厨房跟妈妈聊起了今天同学哄笑自己的事情。锅铲上下翻动，妈妈侧着身子忙着做菜，并未将女儿的异样放在心上，只笑着简单安慰了几句。小钰还想说些什么，但妈妈已经转移了话题，开始问起了最近的考试，小钰失落地简单应答了几句，抿了下唇，强忍住自己即将掉落的眼泪，转身回到房间。

这位花季少女对月经初潮的喜悦已经褪去，取而代之的是一种深深的忧虑和巨大的恐惧。因为她不知道自己的"好朋友"什么时候会问候自己，为自己的衣裙添上"红色花印"，这常常让这位敏感的女孩措手不及。"好朋友"的突然造访就像一枚不定时的炸弹，让小钰惴惴不安。这天小钰又如往常般放学回家，妈妈还没有下班，客厅空荡荡的。小钰打开电视机，电视机里正

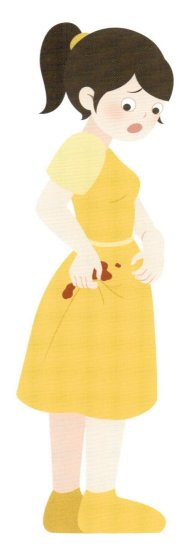

放映着《妇产科医生》。电视屏幕上妇女的面孔因为用力生产而扭曲，又因为难产而大出血，生命垂危。小钰呆呆地看着电视屏幕上被浸染的血红色床单，恐惧此刻在她心中扎下深深的根，挥之不去。

虽然她表面上仍然和同伴嬉戏打闹，但这种恐惧和焦虑还是常常萦绕在她的心头。而当初想要成为像田老师一样的优雅女性的想法也慢慢淡去，小钰整天都担心月经再次来潮，而发生在这个少女身上的一切并没有引起老师和家长的注意。怀揣着这个沉重的秘密，她渐渐疏远了同学，常常静静地一个人发呆，原本活泼开朗的性格也变得内向，不敢参加学校的活动，学习也从原来的中上落到了中下。面对妈妈的责骂，小钰变得越来越沉默寡言。

专家解析

随着年龄的增长，女孩进入青春期，会迎来身体上的发育和心理上的发展及转变，包括第二性征的出现和其他性发育。月经来潮，这是女孩必须经历的一个过程，代表身体的健康发育，向成长又迈进了一步。月经又称"例假""大姨妈""好朋友"，是伴随卵巢周期性排卵而出现的子宫内膜周期性脱落及出血。女孩人生中的第一次月经称为月经初潮，月经初潮是青春期的重要标志，说明卵巢产生的雌激素足够使子宫内膜增殖增厚，标志着女孩成了"女人"。初潮年龄多在 13 ~ 15 岁，但近年来孩子们性发育普遍提前，初潮早至 9 ~ 10 岁，或因个体差异晚至 18 岁，这些均属正常情况。月经周期出血的第 1 日为月经周期的开始，两次月经第 1 日的间隔时间称一个月经周期，一般 28 ~ 30 日为一个周期。周期长短因人而异，但每个女性的月经周期有自己的规律，也有两个月来一次月经者，称为"并月"，若很有规律，也属正常，每次行经持续流血 4 ~ 5 天。

小钰正处于青春期，她面临的主要问题是月经周期不规律、月经量较多。女性的月经持续时间及出血量个体差异很大，一般认为月经量以 30 ~ 50mL 为适宜，超过 80mL 为月经过多，但也有个别女性多至 150mL。月经过多者，若不引起重视，等到出现头晕、乏力、食欲不佳等贫血症状才去就诊，将极大影响女性的健康。青春期常见的月经过多可能罹患"功能性子宫出血"，是一种临床常见的疾病，主要由内分泌机制失常、黄体功能不足等引起，表现为月经周期紊乱、不规则子宫出血及出血时间延长等。月经过多还需排除多囊卵巢综合征、子宫内膜炎、子宫内膜息肉等影响。患者多为在校学生，发病后羞于启齿，不仅耽误病情，同时也会导致患者并发负面情绪，若再伴有精神刺激，可加重"功能性子宫出血"的症状。

本案例中的家长并未意识到小钰存在明显月经不调、月经过多的现象，也对小钰频频出现"血染衣裙"的尴尬状况未加重视，更没想到会影响孩子的心理健康。究其根本原因，还是父母与孩子之间的沟通不足，父母主要关注孩子的学习情况，面对孩子青春期的生理与心理的变化未太关注，也没有跟孩子深度沟通，了解孩子内心的想法。小钰频频遭遇突发状况，十分慌张焦虑，还可能加重其自责、自卑的心理。而听到小钰的倾诉后，妈妈对此关注和引导不够，加之小钰又目睹妇女难产大出血染透整个床单的电视画面，产生了极度的焦虑恐惧，并联想到自己的"血染"经历，从此对"月经"产生了不正确的认知，伴有人际关系受损，也影响了学习，

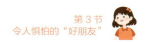

而老师和家长并未认识到核心原因和事态严重性，未进行相应的情感支持。

专家支招

▶ **对于孩子**

1. **将其视为正常现象。** 未成年的青春期女性，月经不规律是正常的，因为其子宫内膜没有完全发育成熟。月经期，有些女孩子腰酸、小肚子发胀，甚至肚子疼，同时有疲劳、发困、易激动等症状，这都属于正常现象。

2. **注意经期卫生。** 适当运动有利于改善盆腔充血，但要避免进行剧烈、强度大、震动大的运动。由于月经期抵抗力降低，加上子宫内膜脱落，子宫内有创口，经血冲淡阴道内的酸性分泌物，容易造成感染，所以经期一定要注意卫生。平时应做好突然来潮的准备措施，如常备卫生巾、多准备一套衣裤等，可养成自行记录行经日期的好习惯，不让自己陷入被动局面。

3. **重视相关检查。**个体的月经量差异很大，如果持续性出血过多，需上医院排除青春期"功能性子宫出血"及其他炎症、囊肿等器质性病变。

4. **缓解情绪。**小钰目睹妇女难产大出血的电视画面，出现了焦虑恐惧情绪。其实难产大出血与经期出血机制完全不同，难产大出血的主要原因有子宫收缩乏力、胎盘滞留、软产道裂伤及凝血功能障碍等，这些跟分娩密切相关的出血原因是不可能在经期出现的，故完全不用紧张。小钰可阅读一些青春期读本，增强知识储备，积极跟同学、朋友、家人、老师倾诉沟通，培养灵活应对挫折、应对困境的勇气和能力。

► **对于家长**

1. 引导孩子正视青春期变化。青春期是人类生命周期中一个重要转变期，除了生理上的变化，认知、人格、道德和社会角色也在发展变化。孩子面对这些变化，可能产生喜悦、惊恐、困惑等情绪。让孩子正视青春期发生的变化，更好地了解自己，对自己的生理现象建立正确的认知，对促进孩子的身体和心理健康正向发展至关重要。

2.**加强关爱与卫生常识引导。**家长需关注青春期孩子的身体机能变化，多深度沟通与情感支持，并教孩子正确及时使用卫生用品，平安度过经期，打消孩子的顾虑，增强孩子的安全感。在孩子月经期，家长要注意引导孩子规律作息，保证充足睡眠与营养，注意保暖，避免受凉。月经期盆腔充血可能会出现腰痛、腹胀、腿酸等不适，家长需加强对孩子的关爱与卫生常识的引导。

3.**注重医学排查与处理。**家长需了解月经量的大概范围，如果孩子持续性出血过多，需带孩子去医院就诊，排除青春期"功能性子宫出血"等问题。由于个体的月经量差异很大，如果排除了异常病理情况，就是正常的，平时注重给孩子增加营养，多吃富含蛋白质、铁和维生素的食物，预防贫血。

4.**注重沟通与心理支持。**未成年人认知有限，家长可以和孩子共同上网查阅相关知识，纠正认知误区，并进行心理疏导和安抚，避免孩子在一些刺激因素下发展成心理问题。此外，家长平时应注意观察孩子的言行变化，若孩子性格变得内向，不爱与人沟通，或成绩突然下降，家长应提高警惕，加强对孩子的关心，常与孩子深度沟通，了解他们内心的真实想法，有助于及时发现并纠正孩子不理性的认知，并及时排解他们的不良情绪。

▶ **对于学校**

1. **注重良性沟通与早期干预。**学校应鼓励教师全方位关心学生、了解学生，与他们经常沟通，跟学生成为好朋友，这样学生就能及时将自己的心里话告诉老师。教师需关注学生的言行，了解学生的过去和现在，掌握学生成长的家庭生活环境与经常接触的各种人和事，敏锐地发现他们的变化，如活泼开朗的学生突然变得内向、孤僻等，需了解学生的性格、人际关系突然变化的原因并适时干预。

2. **营造尊重友爱的校园文化。**学校需营造相互尊重、欣赏、帮助的校园文化。尊重是爱之核心，如小钰遭遇"血染衣裙"被嘲笑的事件后，教师应引导同学们相互尊重、关爱、帮助，引导同学们尊重和重视小钰的情感与自尊心。

同时，教师也要了解，其实青春期的孩子情窦初开，有些男生可能用嘲笑、捉弄的方式来表达对异性的好感，想用这种方式博得异性的关注，对此现象可做针对性引导。

3. **适时普及性生理、心理知识。** 学校应普及性生理、心理知识，建立关爱女生、应对突发状况的"卫生角"等，用专业知识帮助孩子正确认识月经，引导同学们关爱而不是嘲笑经期同学。

第 4 节
糟糕！床单湿了

薛玲玲

案例故事

初二时，小乐前面坐了一个漂亮又活泼的女生。课间，小乐很喜欢和她一起聊天、打闹。小乐用脚踢踢前面的椅子腿，女孩就暗暗使劲向后靠椅子，通过椅子背悄悄地给桌子施加压力。上课时，小乐经常听着听着，眼角的余光就停留在前面高高梳起的马尾辫上，她今天戴的蝴蝶结发饰有点歪，头发倒是被束得服服帖帖的，侧面额头的刘海被湿淋淋的汗水粘在了一起……

有一天晚自习课间，女孩邀请小乐一起戴耳机听一首流行歌曲，细细的耳机线连接着两个不同的耳朵，两人沉浸在扣人心弦的歌声中，直到上课铃声响起。

当天晚上，小乐就做了一个梦。梦中，美丽的女孩跟他一起听着悦耳的歌曲，听到动情处，他忍不住用手轻轻抚摸了一下她的发丝。女孩着涩地打开他的手，小声嘟囔一句"讨厌"，然后抿嘴微笑，眼睛微微眯起，嘴唇上翘，像恬静的弯月。那笑容甜美得像徐徐绽开的一朵花，散发着迷人的芬芳。

小乐看呆了，突然一阵难以言表的快感从小腹一直往下传。他彻底清醒过来，摸摸下身，湿哒哒、黏糊糊的一团，黏稠的液体又有点像脓液。他顿时蒙了，身体僵硬地蜷在被子里不敢动弹，听着寝室同学均匀的呼吸声，他稍稍放下心来，还好，没人注意到他这边发生了什么。

起床铃声响后许久，小乐都未起床，依然用被子蒙着头。他的心里乱糟糟的，不知道发生了什么。他掐了掐自己的大腿根，让自己清醒一些，他想仔细回忆一下昨晚的事情，想了很久也没发现什么异常。他心想："我这是怎么了？昨晚睡得太熟，尿床了？生病了？尿失禁了？下体发炎化脓了？不管怎样，好羞愧啊。"

同学喊他快点，不然要迟到了。他有气无力地在被子里小声回应道："麻烦你帮我跟老师请个假，我肚子有点不舒服，晚十分钟上早自习。"其实，他是想等寝室同学都走了，看一看自己到底怎么了，顺便把湿内裤扔了，把床单藏起来，不要

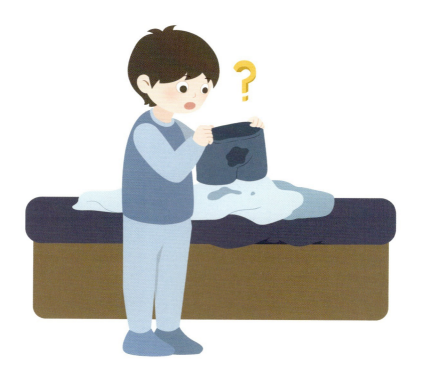

被同学看到，再洗个澡，浓稠液体糊在身上快一个小时了，让他感觉很不舒服。

　　几天后的夜里，又发生了类似的事情。之后，他一直盯着天花板，虽然很疲惫，但睡不着。第二天课间，心神不宁的小乐实在忍不住了，就把秘密跟好朋友小强倾诉了："哥们儿，告诉你个事情，别笑话我哈，我今早尿床了，我看了一下，黏糊糊的……"没等小乐说完，小强就哈哈大笑起来，拍着他的肩膀说："你娃也太嫩了点，这是遗精，懂吗？"旁边的同学听到后也大笑起来……

小乐一时间很羞愧，也很懊恼。我为什么没想到是遗精呢？生物书上明明有这部分知识，寝室同学也谈论过，我为什么没想到呢？！

小乐平常习惯于埋头学习，很少主动接触性的知识，这或许跟他的家庭环境密切相关。小乐的爸爸常年不在家，即使他在家，小乐和他也说不上几句话。更多时候是他们在同一屋檐下，各干各的事情。一般情况下，他在屋里做题，爸爸在客厅看手机。妈妈更多的是照顾他的生活，有时也会关注他的成绩是进步了还是退步了，但从不谈论任何关于身体发育的话题，可能妈妈自己也不了解或者不好意思说吧。这件事情发生后，妈妈买了一本有关青春期身体发育的书，趁小乐不注意时，悄悄放在他的书桌最明显的位置。他拿起翻了翻，又放下了。了解知识是一方面，他更想跟一个人畅快地聊一聊内心的感受和疑问。

专家解析

遗精是指无性交活动、无自慰时的射精现象。如果遗精发生在梦中，则称为梦遗；若发生在无梦或清醒状态，则称为滑精。《红楼梦》中有一幕，贾宝玉随贾母前往宁国府赏梅，一时困倦，于是到秦可卿的闺房休憩。在睡梦之中，他走进了美轮美奂的太虚幻境，并在警幻仙姑的指导下，与秦可卿幻化成的可卿仙子发生了云雨之事。醒来时，他大腿处冰凉一片沾湿。十几岁的贾宝玉不仅做了性梦，梦中还发生了梦遗。

男性首次遗精一般发生在 11—18 岁，因人而异。每个人的成长发育速度不一样，只要在一定的范围内都是正常的。早发育也没什么值得骄傲的，晚发育一些也没有必要羞愧或不安。

为什么会发生遗精呢？男孩子青春发育时，下丘脑会分泌出一系列多肽激素作用于脑垂体，脑垂体虽然小如豌豆（只有 0.6 克重），但能量巨大，它接到下丘脑的指令后便立即行动、分泌多种激素，其中的促性腺激素，可促进男子睾丸成熟，生成精子和分泌雄性激素。这时，睾丸产生精子，前

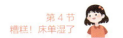

列腺、精囊腺等分泌精浆，两者组成精液，精液达到一定量后，体内已无处可存，自然就会溢出，遗精就发生了，即所谓"满则溢"。

相信很多男生十三四岁前后都经历过遗精，你是坦然面对、六神无主，还是惊魂不定，产生沉重的精神负担？虽然遗精是青春期男生正常的生理现象，但是大多数男生会难以启齿。女生和女生之间会通过交流缓解月经带来的压力和困惑，天生不喜欢分享的男生群体，在遗精面前倾向于选择沉默。尤其住在学校寝室的男生，夜里遗精后，会偷偷摸摸地用纸擦拭，害怕发出声响被寝室同学听到，仿佛做了坏事一般，生怕被寝室同学发现后遭到嘲笑。

遗精并不羞耻，是男孩到男子汉的过渡。当你和小乐一样发生遗精时，不用太紧张。但是遗精频率高时，也不要隐瞒，可以和家人沟通，及时处理。小乐是跟朋友请教此事的，有的同学因为不注意卫生，下体发炎了也不主动与身边的人沟通，直到身边的人发现异常询问时，他们才像挤牙膏一样，说一部分，这样做很容易让自己受伤。

多久遗精一次是正常的？男性初次遗精之后，平均每隔

10 天至半个月会发生一次遗精，具体的时间间隔因人而异，即使是同一个人，其时间间隔也会因状态不同而有所波动。通常来说，男孩每月遗精 1 ~ 2 次或稍多几次都是正常的生理现象，但是如果频率过高（如连续几周每周 2 次以上），且伴有萎靡不振、头昏乏力等现象，则需要尽快就医。因为遗精不仅和心理因素有关，还可能与某些疾病和不良的生活习惯有关。比如某位同学因为期末考试即将来临，学习压力很大，一个月遗精多次，或者因为考试后寒暑假来临，心情放松，饮食营养，活动丰富，有可能一两个月未遗精，这也是正常的。如果对自身是否患有相关疾病持怀疑态度，可以前往正规医院检查。

遗精会耗损"元气"吗？民间有一种观念，认为"一滴精，一滴血"，视精液为体内的"真精"和"元气"，认为遗精会使健康受到严重损害。这种观念是错误的。精液本身由精子及副性腺的分泌物构成，80% 是水分，仅含少量蛋白质、脂肪和微量元素，每次遗出的精液量也只有 3 ~ 4mL，因此损耗的营养是微不足道的，不会损害健康，不用产生精神负担或思想压力，更不必吃什么补药。平时只要养成有规律的

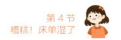

生活习惯，经常参加文体活动，晚上不要过多饮水以免膀胱充胀，内裤保持松紧合适，被褥厚薄适宜等，梦遗现象是不会频繁发生的。

专家支招

► 对于小乐

1. 遗精很正常，不必感到羞耻，也无须过度担心。遗精是一种正常的生理现象，是青春期发育的重要标志，是男孩成熟的象征，不是不道德的坏事，不必为此感到恐惧、内疚或羞耻。虽然有时候会在一些广告、书本上阅读到"治疗遗精"，这是中医的概念，实际上是指病理性遗精，而不是生理性遗精。遗精本就是正大光明的存在，不需要遮遮掩掩，更不应该受到嘲讽。面对小乐的疑惑和惊慌，小强的表现欠妥，有失小乐对他的信任，也是缺乏同理心的表现。

2. 了解身体发育的相关知识。建议小乐通过正规出版的书籍、正规网站上的教育视频等，了解有关身体发育，尤其是第二性征发育的特征和表现，学习接纳身体的变化，学习通过健康的途径调试因身体快速发育带来的情绪起伏，学会悦纳自我、拥抱青春。

3. 主动跟爸爸或值得信赖的年长男性交流身体的变化。 建议小乐通过电话、微信、写信或面谈等方式，主动跟爸爸或值得信赖的年长男性交流身体的发育变化。如果对身体的发育有任何疑问，及时向他们请教。

▶ **对于家长**

1. **帮助孩子正视遗精，不做道德判断。** 父亲或其他监护人应告知孩子身体发育尤其是第二性征发育的特征和表现，安抚孩子因为身体发育引发的不安、恐惧甚至焦虑等情绪。如案例中的小乐面对第一次遗精产生了恐慌情绪，最好由父亲大方地告诉孩子："小乐，你们这个年龄遗精很正常。不要怕，精液多了就会溢出来，就像水桶里的水满了自然会溢出是一样的。这是男孩走向成熟的标志，说明你长大了，爸爸为你感到高兴。有什么不懂的，随时来找爸爸，我是你忠实的朋友。"

2. 指导孩子合理规划时间，按时作息，以免频繁遗精。

家长要指导孩子安排好每日的作息时间，要求孩子合理安排饮食、学习、游戏、睡觉等时间，让孩子生活作息健康、有规律，能避免频繁遗精。要给孩子多点关爱，做好心理疏导，有时由于心理紧张，生怕遗精，反而遗精的次数更多。

3. 观察孩子的变化，主动帮助孩子化解成长中的危机。

有些男生不好意思跟家长谈论自己的身体发育或者因身体发育引发的困惑。家长要悉心观察孩子的变化，综合观察到的线索主动跟孩子交流，确认问题后，积极引导孩子成长，必要时，主动帮助孩子化解成长中的危机。

4. 建立良好的亲子关系，委婉"浸透"式地谈论遗精。

家长不谈，孩子也会通过各种渠道解决自己的问题。网络时代，信息冗杂，孩子辨识能力不足，容易出现对性问题的认识偏差，甚至产生负面影响。家长沉默不语，期待孩子自学成才，既存在风险，也是家长失职的表现，家长要想办法在家庭中安全谈论，适时给孩子推荐正规书籍和网站。性教育最好是润物细无声的，谈论遗精时要委婉地"浸透"。家长可以回想自己遗精时的内心感受，主动交流自己应对遗精的故事，拉近和孩子的距离，赢得孩子的信任。这样孩子遇到成长发育中的困惑也会主动向家长寻求帮助。

5. 家长自身要建立科学的性观念，了解科学的性知识。孩子虽小，但也有性的生理和心理需求。家长要能够正确看待孩子的性困惑、思维和行为，主动通过各种渠道提前学习正确的性知识，进而在孩子需要时能抓住机会进行科学引导，使孩子形成积极的性观念，帮助孩子建立安全防范意识，使其能够识别和应对性骚扰。

▶ 对于学校

1. **普及生理卫生及自我保护的知识。**2021年6月教育部颁布了《未成年人学校保护规定》，其中第四十二条明确指出，学校"要有针对性地开展青春期教育、性教育，使学生了解生理健康知识，提高防范性侵害、性骚扰的自我保护意识和能力"。学校可以通过课程、讲座、资料宣传等方式开展青春期生理卫生知识普及教育，帮助学生提前了解身体发育的特征、表现，当月经、遗精等现象出现时，要接纳，逐步适应直至平常心对待，不要责备自己或嘲笑他人。

2.引导同伴间相互尊重与关爱。学校要通过性教育，让学生意识到人的一生要经历生长、发育、成熟、衰老等各个身体变化时期，而第一次遗精，就是青春期性成熟的标志，帮助学生从生理知识走向增能赋权、自我意识、尊重与关爱，从而达成对生命的关怀。

3.营造安全、受保护的教育教学环境。一个人所处的环境对其成长会产生很大的影响，因此学校在进行性教育的时候营造开放、坦诚、安全的氛围就显得至关重要。在安全、受保护的环境中，学生们才能敞开心扉与他人交流有关性的话题。

4.帮助家长提升性教育能力。家庭是孩子的第一个课堂。学校应帮助家长正确认识性教育过程中家长角色的重要性，帮助家长学习在生活中浸透性知识，利用生活中遇到的与性问题有关的场景，孩子提问时，家长应该实时、科学地做出回答。

第 5 节
未成年人为何会触犯雷区？

胡　晓

案例故事

　　小轩是一名年轻的外来务工人员，现年 17 岁。他的父母常年在广东打工，后来妈妈生了一个弟弟，比小轩小 3 岁，被父母带在身边养育。小轩从小被寄养在农村的老家，由爷爷奶奶带大。爷爷没读过书，脾气暴躁，喜欢喝酒，觉得小轩不乖，时常打骂他。奶奶性格温和，对小轩关怀备至，希望小轩好好读书，以后能有出息。小轩和奶奶关系很好，但在他 11 岁的时候，奶奶得了胃癌，家里没钱医治，在家硬撑了一段时间后，奶奶很快去世了。小轩觉得再也没有人疼爱自己了、家里人都只喜欢弟弟，认为自己是一个没人要的孩子，一度非常痛苦。

　　小轩不喜欢读书，成绩很一般，他在班里常跟人打架，经常被打得鼻青脸肿。班主任把小轩爷爷喊来学校了解情况，换来的就是爷爷对小轩的一顿暴揍。班主任拿小轩的情况没办法，久而久之，班里的同学也不怎么搭理他了。小轩感觉上学没多大意思，还不如出去挣钱，所以初中尚未毕业他就辍学了。之后，他跟着村里几个亲戚从老家前往某城市的一个药厂打工，主要是在原材料仓库搬东西、干杂活。由于工作单调而枯燥，小轩很快迷上了上网，并省吃俭用存了半年的工资用来买了一部智能手机。他一有时间就在网上找人聊天，或者打游戏，这给他无聊的生活增添了一丝乐趣。通过社交软件的随机认识陌生人的功能，小轩结识了女孩小惠。几次聊天下来，小轩了解到小惠的父母也在广东打工，她是外公外婆带大的，在老家的中学上初一。两个人相似的成长经历，让他们迅速热络了起来，并互相认为找到了这世界上最懂自己的人，收获了无敌的真爱。小轩把打工生活描述得非常美好，工作不累，收入可观，还有很多好朋友每天一起喝酒撸串，特别快乐。这一切引得小惠非常向往打工生活，觉得小轩特别厉害，几乎无所不能。随着两人聊天的深入，小轩非常享受小惠的肯定和崇拜，他多次提出想和小惠进一步交往。抵不住小轩的火热攻势，最后小惠答应了做他女朋友的要求。小轩还在网上买了一束鲜花送到小惠学校，小惠抱着花感觉自己在同学面前很有面子，自己有男朋友真是太好了。

　　没过多久，小惠觉得读书压力大，不想再读了，想跟小轩一样外出打工挣钱。她的父母坚决反对，不准她放弃学业，再想出去打工，也必须读完初中才行。在电话里与父母大吵一架后，小惠瞒着外公外婆偷拿了家里的钱，选择了离家出走，买了一张硬座火车票去投奔小轩。虽然小轩在城里的蜗居非常简陋，他的工作也非常辛苦，每天都灰头土脸的，也没什么朋友，总是一个人待着，和他在网上描述的很不一样，小惠却一点也不在意。正处于热恋期的两人，觉得世上再没人能管着自己，分外自由和快乐，也很享受这种状态。小惠还太小，没法出去工作，只能每天在小轩租房处待着，打打游戏、上上网混日子。两人同居没几天，就偷尝了禁果，并数次发生性关系。两个月后，小惠发现身体不太舒服，一吃东西就想吐，总是泛酸水，她以为自己老吃外卖得了肠胃炎，去医院检查才发现自己已经怀孕了。医院工作人员查看证件发现小惠还不满 14 周岁，而且没有监护人陪同独自前来，怀疑有未成年人性侵事件发生，立刻向派出所报警。警察把小惠带回派出所进行了认真详细的询问，也知道了她和小轩之间的关系。等警察去工厂逮捕小轩的时候，他还一脸茫然，根本不知道自己原来已经触犯了法律。等小轩被带回审讯室，警察把刑法相关知识逐一给他进行了解读。得知自己竟然犯了强奸罪，小轩吓得两腿发软，不知所措。

专家解析

1. 未成年人性犯罪案情法律分析

本案是一起不满 18 周岁的未成年人与不满 14 周岁的未成年人发生性行为涉嫌强奸罪的案件。律师认为小轩在与小惠发生性行为时明知其不满 14 周岁，仍与其发生性关系，应按强奸罪定罪。但是结合具体的案情，庭审时律师依法向合议庭提出了小轩系未成年人犯罪，认罪态度好，社会危害性较小，且已经取得被害方谅解，请求适用缓刑的辩护意见。小轩也在庭审时表示自己是因不懂法、缺少相关的教育而走上犯罪道路的，以后一定吸取教训，做一个遵纪守法的公民，最后法庭依法采纳了辩护人的全部辩护意见。

《中华人民共和国刑法》第二百三十六条规定："以暴力、胁迫或者其他手段强奸妇女的，处三年以上十年以下有期徒刑。奸淫不满十四周岁的幼女的，以强奸论，从重处罚。
强奸妇女、奸淫幼女，有下列情形之一的，处十年以上有期
徒刑、无期徒刑或者死刑：

（一）强奸妇女、奸淫幼女情节恶劣的；

（二）强奸妇女、奸淫幼女多人的；

（三）在公共场所当众强奸妇女、奸淫幼女的；

（四）二人以上轮奸的；

（五）奸淫不满十周岁的幼女或者造成幼女伤害的；

（六）致使被害人重伤、死亡或者造成其他严重后果的。

最高人民法院最新司法解释规定：行为人确实不知对方
是不满 14 周岁的幼女，双方自愿发生性关系，未造成严重
后果，情节显著轻微的，不认为是犯罪；行为人明知是不满
14 周岁的幼女而与其发生性关系，不论幼女是否自愿，均应
依照《中华人民共和国刑法》第二百三十六条第二款的规定，
以强奸罪定罪处罚。

2. 知悉未成年人性犯罪的心理动机

一切犯罪行为都是在一定的心理支配下进行的。未成年
人虽然心理尚未成熟，但他们的犯罪行为也是受心理支配的。

　　未成年人进入青春期，由于自我意识的觉醒，在心理上与家长容易产生隔阂，不愿与父母交流思想、感情，因此产生了孤独感。但是这种孤独感并不是他们所希望的，他们渴望被人理解，希望在人际交往中有一定的地位，想在同龄人中出类拔萃，以维护自尊，因此人际交往的需要较为强烈。这种在心理上既感到孤独，又渴望交往的矛盾，使未成年人陷于苦恼的境地。他们在网上寻觅感情，甚至离家出走，外出寻找"友谊"。

　　未成年人的另一大特点就是性意识的萌芽和成熟。他们对性有一种好奇心和"尝试欲"，会产生强烈的性意识和接触异性的需求，有了性的欲望和冲动。然而，他们又缺乏组建家庭和负担家庭的法律道德责任和经济能力，从而产生了生物性和社会性的矛盾。家庭关爱的缺失，导致未成年人不能正确处理这对矛盾，也无法受到很好的教育和引导。由于他们没有学会如何正确对待两性关系，因此就有可能放纵自己，对自己的行为不加约束控制，从而强化这对矛盾，最终导致性方面的违法犯罪。

3. 未成年人性犯罪的心理成因

（1）本案例故事中父母缺位是主要原因。未成年人的健康成长，需要良好的家庭教育。性犯罪的被告人往往缺乏完整的家庭教育，失足少年的背后是失格的原生家庭。家庭教育的缺失体现在家庭失和、家庭失教、家庭失德、家庭失才、家庭失衡（单亲、父母角色失衡、父母角色错位等）。小轩和小惠父母的缺位，小轩爷爷的家庭暴力给幼小的孩子造成了心理伤害，使孩子极度缺乏安全感。

（2）文化缺失是走上犯罪道路的催化剂。本案例中，小轩和小惠的文化程度都不高，过早地离开学校投入社会，没有很好地接受系统教育，没有形成完善的人格品质，导致他们缺乏良好的是非判断能力，缺乏理性的控制能力，未能树立积极向上的人生观和价值观。他们在面对诱惑时更容易行差踏错、触犯法律。

（3）不良的生活方式使他们容易自卑。心理学家阿德勒认为，"我们每个人都有不同程度的自卑感"。未成年人经常以不良的生活方式来解决成长的自卑。本案例中的小轩过度上网、疯狂打游戏等表现就是这种不良的生活方式的体现。

（4）成长断点是犯罪的祸根。小轩和小惠均存在不同程度的成长断点。要么经常逃学，要么中途辍学，这种成长断点造成了他们的心理缺陷，使他们不能像正常的孩子一样有积极向上的心态，更没有健康的生活目标。他们没有得到正确的引导，只局限于自己狭隘的世界中，容易走错路。

专家支招 🔊

完善的制度和强有力的执行是预防未成年人性犯罪的最佳方式。结合当前我国的实际情况，只有从自我、家庭、学校、社会、国家等多个角度、多个侧面共同努力，形成预防未成年人性犯罪的多方合力，才能最大限度地保障未成年人的合法权益。

▶ **对于孩子：形成自我安全保护意识**

如果你是未成年人，那么你要记得，为了自身安全应做到以下几点：一是不分男女，不论出门前多么匆忙，都应该告诉家人、室友或好朋友，自己将去哪里、和谁有约、预计什么时候回来。二是应该避免单独和异性在家里或是宁静、封闭的环境中会面，尤其是女孩子到男子家中时。三是尽量不要太晚回家，并避免一个人夜行走僻路。如果非得很晚才能回家，应请同学与其家长送你一程或请家人来接你。四是不随便食用陌生人给的东西，当陌生人与你搭讪或者特别夸赞你时，应提高警惕。遇到陌生人问路，口头告诉即可，不必亲自带路。

▶ **对于家长：增强亲子互动，发挥家庭的作用**

一是加强家庭性教育。父母要注意培养孩子健全的人格，引导孩子树立正确的人生观、价值观和恋爱观。在家庭生活中，不要"谈性色变"，父母应针对孩子生理及心理发展特点进行性教育活动，向孩子讲解与性有关的知识，回答孩子提出的与性有关的问题。父母要注意锻炼孩子就性话题沟通、协商、寻求帮助的技能。此外，父母应当以身作则，表明自己对性的积极美好的态度，向孩子传递尊重、平等、包容等价值观。

二是营造良好的家庭氛围。父母要构建和孩子积极沟通的途径，鼓励孩子正确面对青春期的性启蒙。性问题本身具有高度的个体性与隐秘性，每个孩子性成熟的年龄不同，他们对于性的疑问也各不相同。父母可以鼓励孩子提出有关自身的生理变化、恋爱问题、异性交往等方面的疑问，并基于对孩子的深刻了解，及时而有效地加以具体指导。

三是开展法制和安全教育。父母通过对孩子进行法制教育，从小培养孩子的是非观念，使他们知法守法，提高自身性安全防范意识，学会自我保护措施。父母一方面要坚持事实教育，另一方面要对孩子进行有关法律条文等的正面教育。

▶ **对于学校：健全性教育和法治教育教学体系**

一是学校要将性教育"脱敏化"，循序渐进地建立性教育教学体系，对学生开展科学系统的性教育，帮助他们树立健康的性道德观念，增强未成年人自我认知和保护意识，让其懂得什么样的行为是侵犯了自己的性权利。二是学校开设法治教育课，在学生中大力普及法律知识，增强学生的法治观念。学生素质偏低、生源较复杂的学校更应该搞好普法教育，让未成年人了解法律的红线，知可为和不可为。

▶ **对于社会：健全黄毒监督打击机制，增加婚前培训教育机构**

社会相关机构应加大对文化市场的监督力度，对带有色情性质的报纸、杂志等刊物应坚决销毁和取缔，对于影视作品应实行分级管理，对于带有色情镜头的影片应禁止向未成年人售票，关闭所有播放黄色录像的录像厅，大力整治黑网吧，启用更多的绿色网站软件过滤色情等不良内容，使未成年人有一个健康的网络环境。

同时，婚姻家庭是社会的基础，婚姻家庭的稳定关系到整个社会的和谐稳定。我国应当健全婚姻登记制度，强化婚前培训教育制度，提高男女双方的家庭责任感和对子女的培养能力，以适应婚姻家庭生活。通过向未婚新人开展培训教育，普及《中华人民共和国民法典》《中华人民共和国教育法》《中华人民共和国义务教育法》《中华人民共和国未成年人保护法》《中华人民共和国家庭教育促进法》等基本法律，以法律的方式告诉他们，哪些行为是违法的，必须"依法带娃"，让他们学习如何当好合格的家长，为未成年人健康成长提供良好的环境，有效避免性犯罪的发生。

第 6 节
有爱就要有性吗？

杨　勋　　宿越越

案例故事

　　小美在某初中读初二，是班级里的班长，也是学生会干部。她平时工作认真负责、学习成绩优异，让老师和家长十分放心。小美在最近学校组织的元旦晚会排练节目时，目光总不受控制地追逐小刚，她发现自己对小刚有了好感。小刚阳光帅气、有激情，是同学们眼中的"男神"。小美每次见到小刚都会脸红，经常在课上走神想起他。这次期末考试，她的成绩退后了几名，她很懊恼，但是不知道该怎么办。

　　经过一个寒假的追求，小美和小刚在一起了。两人经常一起牵着手回家，十分甜蜜。最近，小刚在和小美接吻时，总是忍不住想要去抚摸小美，而小美感到有些害羞，不想被小刚抚摸，小刚认为小美只是不习惯，等以后就好了。到了晚上小刚发现自己有性冲动，这让他对性有些好奇，想和小美更进一步发展。

　　一个周日，小刚和小美躲开了家长，悄悄出来约会。小刚忍不住问小美："小美，我会永远爱你，你愿意把第一次给我吗？"小美想到妈妈告诉自己女孩子要保护自己，有些犹豫，想要拒绝小刚。"小美，你是不是不爱我？如果这样的话咱们就分手吧！"小刚有些生气。小美害怕小刚会和自己分手，纠结道："你让我再想想吧，咱们都还小呢！"

　　小美害怕小刚真的跟她分手，但是她也不知道该不该和小刚发生关系。小美不敢跟父母讨论，怕被责怪，于是她问了自己的朋友们。小美说："性到底是什么，我有些好奇，想尝试一下，但又有些害怕。"小贝说："爱和性是一体的，现在思想在进步，初中生发生性行为没有必要大惊小怪，只要做好安全措施就行。"小芳说："咱们隔壁学校一个初三的学姐意外怀孕了，然后她男朋友就和她商量打胎。他们不敢告诉父母，也不敢去正规医院，就去小诊所打胎，结果出事了，学姐以后都不可能再怀孕了。她现在休学了，男朋友还要和她分手，她爸妈都气坏了，这也太可怕了。小美你千万别这样！"小丽认为："小刚因为小美不和他发生性关系就要分手，不是真正喜欢小美，现在可能是因为恋爱中荷尔蒙分泌带来的虚假的甜蜜感，小美不能太早和他发生性行为，而且他们现在年纪还小，根本不应该发生性行为，应当等两个人长大了，关系长期稳定后，真的确定两人是相爱的，再享受性行为这种人类本能的快乐。"小琴说："我最近看了一则新闻报道，说现在青少年和大学生因为过早的性行为和没有保护的性行为，感染性病的概率增加了，而且性病是很难治好的。我听说有个跟咱们差不多大的同学因为好奇和网友发生性关系而感染了艾滋病，他以后可怎么办呀。我们这个年龄，自我保护的能力是不够的，过早的性行为真是太危险了！"小艾赞同道："是的，过早的性行为不仅会增加感染疾病的风险，而且14岁以下不管是不是自愿发生性关系都是违反法律规定的！小美你应该赶紧和小刚分手。"听了朋友们的建议后，小美觉得初中生发生性关系还太早，她决定和小刚结束这段恋爱关系。

小美在朋友的劝说下没有和小刚发生性行为。但在现实中，很多女生在对方不断的要求、恳求下，抱着"为爱付出"想法，没有考虑清楚就发生了第一次性行为，她们的内心是害怕的，事后又非常担忧自责，甚至因此自暴自弃。因为缺少性知识，这些孩子的"第一次"不仅不成功、不美好，而且很危险。

专家解析

性是美好的，也是危险的，青少年需要在正确的教育指引下健康发展，否则青春期的热烈感情就会变成炸弹。

1. 青春期的早恋

在青春期，青少年的身体迅速生长，性腺开始发育并逐渐趋于成熟，会产生性激素，而在性激素的作用下，青少年会产生性意识和性冲动，并对与性有关的东西产生好奇探究的心理。在这个阶段，青少年男女之间的向往与追求是其性心理发展的正常现象。多数时候，青少年男女之间可能只是彼此有好感，并没有发展成恋爱关系，这个时候父母和学校不能简单做出辱骂、斥责等打压行为，这会让他们走得更近。如果早恋问题处理不当，可能会影响青少年的学业、伤害他们的身心健康等。

2. 青春期性教育

中国人民大学性社会学研究所在 2010 年对全国 14—17 岁的少男少女进行了随机抽样调查，结果发现，12.6% ~ 15.4% 的男生报告有性交行为，在女生中这一比例达到 8.3% ~ 11.9%。驱动男生和女生发生性行为的原因不一样，男生认为青春期的性欲望是生理本能的要求，而女生则更在意情感的交流，但生理的愉悦和美好的情感并不等同。

人与动物不同，人类的性和爱紧密相连，人生中没有爱，生命将变得暗淡无光。但有了性并不意味着有了爱。性与真爱、创造新生命、延续血缘及良知和道德紧密连接在一起，只有在人格成熟并结婚后，与配偶的性行为才会对个人及社会有益。

3. 青春期性行为带来的健康风险

青春期的青少年身体器官没有完全发育成熟，还不能承受性行为，青少年如果过早发生性行为可能会带来一系列健康风险，如意外怀孕、损伤生殖器、HPV 感染、艾滋病毒感染等。

2017 年，中国红丝带网曾针对 15 ～ 24 岁的青少年展开了为期半年的网约性行为现状调查，发现曾有 18.1% 的人遭遇了意外怀孕，其中也涉及 15 ～ 19 岁的青少年。因为年龄小，身体各个器官尚未发育成熟，未成年人怀孕不仅会带来生理上的危害，其导致的巨大压力也会造成心理伤害，同时无法继续学业，前途也可能毁于一旦。如果终止妊娠，对未成年女性的身体危害影响极大，还有可能产生严重的后遗症。正

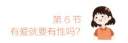

常的握手、拥抱和接吻不会导致怀孕,性器官接触(发生射精)及性行为都有可能导致怀孕。安全期避孕、体外排精避孕、不全程使用避孕套、性生活后冲洗阴道等并不能百分百完全避孕。发生性行为一定要全程正确使用安全套,不仅可以有效避孕,还能隔绝一些性传播疾病的病原体,如艾滋病病毒、梅毒螺旋体、人乳头瘤病毒等。

专家支招

▶ 对于孩子

1. 对小美来说,性的问题不需要迁就任何人,不能被任何人催促和强迫;对小刚来说,这个年龄难以承担性行为的相应责任。此外,如果当女孩子表示抗拒和回避时,应该停止,否则就是侵犯。

2. 小美和小刚可以向信任的老师、家长等诉说和袒露自己关于性的困惑。我们在讨论中往往能明晰自己的困惑,并找到未来的方向。如果现实生活中,难以向身边的人启齿,也可以拨打以下心理咨询热线寻求帮助：

青少年心理咨询热线：12355

妇女儿童心理咨询热线：12338

3.正确认识性冲动。 在性意识萌发后，很容易产生性冲动，这是正常现象。首先，青少年要保持正常作息，睡前避免过度兴奋，如不看有关色情、武打惊险及科幻内容的书刊及音像制品，不胡思乱想。在产生性冲动后，可以通过适当自慰的方式来改善，但是要避免过于频繁的自慰，以免影响健康。其次，可以通过适当运动或多参加文体活动来转移注意力，把旺盛的精力集中在努力学习、发展兴趣特长上。

4.了解性侵犯、性骚扰相关知识，并学习如何保护自己不受伤害。 性侵犯与性骚扰都是违反《中华人民共和国妇女权益保障法》第四十条规定的违法行为。不管男生女生，在遇到被人强吻、摸胸、摸腿、摸屁股等行为时，都要严厉拒绝、大胆反抗，及时告知家长、老师并向学校有关领导报告。

► **对于家长**

小美不敢和家长谈论性的问题,一方面是羞于开口,另一方面是害怕家长的责骂。而家长一方面非常担心,另一方面又不知道怎么和孩子交流、讨论。针对这些,家长可以采取以下措施:

1.**树立正确的性安全教育观。**首先,家长要敢于坦诚、真诚地和孩子谈爱、谈性、谈性的安全,教给他们与性相关的价值观、分辨能力、人际关系和责任。其次,家长要积极营造一种民主宽松的家庭氛围,让孩子产生安全感,乐意袒露心声,分享自己在青春期遇到的困惑与问题。

2.**家长要提高性教育能力。**家长可以主动学习关于性方面的知识,提高性安全教育水平和自身素质,在解答不了孩子的困惑时,可以寻求专业的帮助。

3.**家长要与青少年进行有效沟通。**首先,家长在与孩子沟通交流的过程中,注意使用孩子能够理解的语言。比如艾滋病,家长需要先了解疾病的危害、产生原因和预防办法等,再教育孩子。其次,家长要坦诚地与孩子进行交流,用开明的态度面对孩子提出的性问题，并积极地正面回应，科学真实地回答。

► **对于学校**

1. **本案例中青少年通过网络、书籍等方式自行学习有关性的知识，但青少年自主学习性的知识存在一定的风险性。** 学校领导和老师要全面正确认识性安全教育的重要性，把握性教育内容的全面性，不能把性安全教育等同于生殖系统和性病预防的教育。

2. **开设以性安全、性道德为主题的人格教育课程。** 科学的性教育包括两部分，一是性道德教育，二是性知识教育。学校可以从以下几个方面入手：

①针对不同年龄阶段的学生，设置不同课时的性安全课程。不同年龄阶段的学生的心理特点不同，需要有针对性地提供解决方案，包括安全套的使用、性倾向心理疏导、性和生殖健康的安全服务等。学校可根据实际情况，每学期适当增加 3 ～ 5 节性安全课程。

②开展同伴性教育课程。在本案例中，小美遇到了问

题没有和老师、家长商量，而是选择向朋友寻求帮助、获取情感支持。专业教师可以利用这一特点采取案例分析、情景模拟、角色体验等方式指导学生在课堂上开展同伴性安全教育活动。

③定期邀请专业人员进校开展性安全教育活动。学校可以邀请医疗机构、心理咨询机构等专业机构的专业人员进校发挥特长，充分利用讲座、展览、团体辅导等形式为学生开展性安全教育。

3. 对家长进行性安全教育知识的科普。学校可利用家庭性安全教育讲座、微信公众号等方式向广大家长宣传党和国家的性教育方针、政策等，帮助家长树立正确的性教育观念，掌握家庭性教育的科学知识和方法。

第 7 节

13 岁，要不要打 HPV 疫苗？

杨　勋　　宿越越

案例故事

　　小丽是某初中一年级的学生，她今年 13 岁了。小丽的妈妈这周要带她去打疫苗，小丽问妈妈要去打什么疫苗，妈妈告诉她是打 HPV 疫苗。小丽又问："那 HPV 疫苗是干什么用的呢？"这次妈妈不愿意告诉小丽了，说："管那么多干吗，你只要去打了就行！"小丽沉默地低下了头。

　　这天来到学校后，小丽想问问她的朋友们知不知道 HPV 疫苗："你们听说了 HPV 疫苗吗？最近我妈妈要带我去打这个疫苗，我还不知道它是干什么用的呢？不知道打起来疼不疼。"

　　小美说："我知道，我姐姐最近就在抢 HPV 疫苗，她说很难抢到，咱们这么小也能打吗？"

　　小芳说："咱们可以打，前段时间我妈妈已经带我打过了，打的时候也不是很疼，就有一点刺痛感。我听说它可以预防

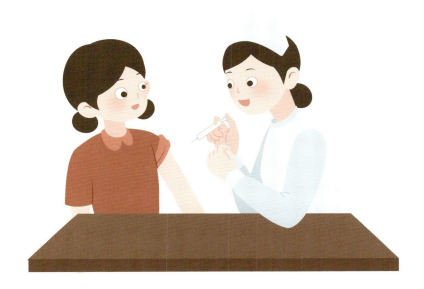

HPV 疾病，但是要没有性生活才能打。"

小丽疑惑地看向小芳："HPV 疾病又是什么呢？"

"我知道的也不是很清楚，好像只要发生性关系就有可能得这个病。"小芳补充道。

"打了就不怕得病了，那是不是就可以有性生活了呀！"小美好奇地问。

小芳着急地打断了小美："咱们还小，就算打了也不能发生性关系啊。"

小美问："哦，哦，我爸妈没说要带我去打，我们现在不会发生性关系，不打是不是也没事呀？"

小丽摇了摇头："不知道，我妈妈也没有给我讲清楚，只说这周要带我去打 HPV 疫苗。"

小美说："这样呀，那你到时候问下给你打针的护士姐姐吧。"

小丽点点头："小美说得对，到时候我问问护士姐姐。"

这周妈妈带小丽来到了疫苗接种室，小丽看向打针的护士问道："姐姐，什么是 HPV 疫苗呀？它是干什么的呢？"

打针的护士告诉小丽："小妹妹，因为感染了 HPV 后人的皮肤会长出一个像乳头的东西，所以它又叫人类乳头瘤病毒，分为低危型和高危型。感染了低危型 HPV 主要是引发一些被称为'疣'的皮肤症状，但感染了高危型 HPV 就比较严重，甚至可能引起癌症，其中发病率最高的是被称为'女性杀手'的宫颈癌。HPV 最主要的传播途径为性传播，所以有过性经历的女性最好定期做宫颈癌筛查。另外，HPV 也会通过母婴传播、间接接触（如接触患者使用过的浴巾等）传播。大部分人一生中都会感染 HPV，但是不用担心，很多人可以靠自身免疫系统在一两年内将病毒清除掉。你妈妈现在带你来打 HPV 疫苗是因为有科学家研究发现，在你这个年龄阶段打疫苗最能有效防护其中几种 HPV 的感染。"

小丽说："谢谢姐姐，我明白啦！"

专家解析

1. 什么是 HPV？

人类乳头瘤病毒（HPV）是一种球形 DNA 病毒，能引起人体皮肤黏膜的鳞状上皮增殖，目前已经分离出 130 多种，不同型别有不同的临床表现，主要分为低危型和高危型。低危型的 HPV 感染较为普遍，如寻常疣、扁平疣等。但值得注意的是，高危型的 HPV 感染会引起宫颈癌，是我国第二大女性恶性肿瘤。据统计，我国每年有 10.6 万例新发病例，4.8 万人因此死亡。我国高危型 HPV 感染年龄集中在 17—24 岁和 40—44 岁。近些年来宫颈癌发病集中年龄提前且年轻群体发病率上升。HPV 疫苗接种是预防宫颈癌的重要措施之一。注射越早，越能够有效预防 HPV，降低宫颈癌的发病率。9—14 岁未有过性行为的女性是接种 HPV 疫苗的重点目标人群。

2.HPV 的传播途径

HPV 的主要传播途径有性传播、母婴垂直传播（阴道分娩时口鼻黏膜接触）、公共物品传播（如马桶、公共滑梯、门把手等）、间接传播（如接触感染者的衣物、生活用品等）。

3.HPV 感染的高危人群有哪些？

HPV 感染率高低主要取决于人群的年龄和性行为习惯。HPV 感染的高危人群有以下几类：①第一次性生活年龄小于16 岁的女性，青春期女孩下生殖道尚未成熟，抵抗疾病能力差，过早性行为容易感染细菌或病毒，产生潜在细胞变异，数年后产生癌变；②有频繁性行为或有多个性伴侣的人；③多次生产分娩的女性，生育过早、生育过多都会对宫颈造成相当程度的损害，增加宫颈癌的发生率。

此外，男性更容易感染 HPV，临床研究显示，在 20—34 岁性活跃的男性群体中，男性 HPV 感染率远高于女性。如果属于高危人群，需要定期检查，及时确诊很关键，避免传染给家人，也便于及早干预，避免持续性感染引发更大危害。

4.HPV 的常见后果

大多数 HPV 感染尤其是低危型 HPV 更容易被机体清除，

大约持续 18 个月，因而低危型 HPV 感染的阳性率呈下降趋势。许多研究证实高危型 HPV 感染的高峰年龄是 20—30 岁，此阶段感染为暂时性的，感染率较高，可达到 25% ～ 30%，此后，感染率逐渐下降，35 岁后 5% ～ 10% 为高危型 HPV 持续感染状态。

对少数免疫功能较弱或免疫机制有缺陷的女性来说，免疫机制无法消灭 HPV，就会发生持续感染，可能发展为癌前病变或癌。不过，从癌前病变到癌，往往需要 5—15 年的时间。在这段时间内，如果能积极应对，就有好转的可能。

5.HPV 的预防

（1）接种 HPV 疫苗。目前 HPV 疫苗是最有效的预防措施，根据 HPV 疫苗预防病毒的类型，分为二价、四价和九价疫苗，它们适用的人群和预防效果也不同。

女性可以根据年龄和需要选择适当的疫苗。男性也可以打 HPV 疫苗，而且最好在儿童青少年期去打，男性接种 HPV 疫苗可以大幅度降低肛门癌、阴茎癌、口咽癌的患病风险。但是，目前国内尚未开放男性接种的 HPV 疫苗，随着临床数据的逐步完善，男性接种 HPV 疫苗将逐步开放。

HPV 二价疫苗

接种年龄：9—45 岁女性

预防 HPV 型号：

高危型：16、18

预防功效：70% 宫颈癌

65% 阴道癌

85% 肛门癌

HPV 四价疫苗

接种年龄：20—45 岁女性

预防 HPV 型号：

高危型：16、18

低危型：6、11

预防功效：70% 宫颈癌

65% 阴道癌

85% 肛门癌

90% 尖锐湿疣

疫苗类型

HPV 九价疫苗

接种年龄：16—26 岁女性

预防 HPV 型号：

高危型：16、18、31、33、45、52、58

低危型：6、11

预防功效：90% 宫颈癌

85% 阴道癌

95% 肛门癌

90% 尖锐湿疣

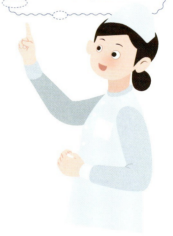

现阶段 HPV 疫苗都是预防性的且有一定有效期，不能清除已经存在的 HPV 感染、生殖器疣或宫颈癌前病变等，而且疫苗不能预防已知可致宫颈癌的所有亚型感染，还有一部分

宫颈癌与 HPV 感染无关。在接种 HPV 疫苗后仍需定期进行宫颈癌筛查。

（2）提高机体免疫力，日常需要养成良好的饮食、生活习惯，多摄入一些富含维生素、蛋白质的食物，禁烟禁酒，适当锻炼。

（3）安全的性行为，性生活中正确使用安全套，可以有效防止病毒感染，降低 HPV 的感染风险。

（4）男性包皮环切术，是防止男性自身感染各类性病的重要措施，也是预防女性宫颈癌的重要措施。有些国家的新生儿和幼童的包皮环切是非常好的预防成人后 HPV 感染和配偶宫颈癌的办法。

专家支招

1. 正确认识 HPV 感染以及预防措施。学校、家长要坦诚地和孩子进行沟通，在沟通时使用孩子能够理解的语言，为他们提供 HPV 感染及预防的相关知识，对他们进行正确的知识科普，让孩子掌握 HPV 的相关知识。

2. 树立健康正确的性观念，能够正视"性"并且能把握好"度"。性欲是人类本能的冲动，有性欲是正常且可以理解的事情，但这并不等于滥交。成熟的性观念应该互相尊重，对自己和他人都有一个负责任的态度，并且有独立承担责任的心态和能力。

3. 鼓励适龄儿童及时接种 HPV 疫苗。青春期（9—14 岁）未有过性行为的女性是接种 HPV 疫苗的重点目标人群，尽早接种，可有效提高 HPV 疫苗预防宫颈癌的效果。

4. 了解 HPV 疫苗的作用与局限性。学校可以通过讲座、展览、推文等形式帮助家长学习了解 HPV 疫苗的相关知识，并认识 HPV 疫苗虽可以预防 HPV 疾病，但其也有一定局限性，在打完疫苗后还是要做好预防，如养成良好的生活习惯、多补充维生素、适当进行锻炼提高机体免疫力等。

5. 做好家庭中的卫生消毒工作。在生活中需要对马桶、浴缸等物品进行定期消毒。马桶建议 1 ～ 2 天消毒清洗一次，洁厕灵、75% 酒精、84 消毒液都能很好去除马桶上的细菌。

可以用卫生纸包裹在马桶壁的周边，再将稀释比例为 1：50 的 84 消毒液洒在卫生纸上，这样卫生纸能很好地包裹在马桶壁上，静置 5 分钟后去掉卫生纸，用清水冲洗即可。由于马桶座圈会直接接触人体皮肤，因此最好不要使用 84 消毒液，以免刺激皮肤，可以用 75% 的酒精仔细擦洗，这样就可以去除大量的细菌。

浴缸如果使用频率比较高，至少一个星期消毒一次，如果使用不频繁，可以半个月消毒一次，可以用 84 消毒液喷雾消毒，也可以使用浸泡过 84 消毒液的抹布进行擦拭，消毒作用 30 分钟后，用清水将残留的消毒液冲洗干净即可。

同时，家庭中的衣物宜分开清洗。

第 8 节

中学生的困惑，我到底爱谁？

任正伽　　马子杰

案例故事

　　小娜今年 16 岁，在某职校学习护理，是一个性格直爽的女孩。

　　进入学校以来，很多男生都向开朗、漂亮的小娜表达过爱慕，但基本都被小娜婉言谢绝了。甚至有几个还和她处成了好朋友，他们经常在一起打篮球。小娜也发现自己对男生不感兴趣，而更喜欢看一些少女动漫，并且总是幻想自己保护动漫中的女主角。她也想找到一个跟自己形影不离的女生。小娜的专业是护理学，周围有很多可爱的女孩子。她每周最期待的就是实验课，因为她的实验课搭档是同寝室身材娇小可爱的女孩子小颖。她觉得小颖跟她最喜欢的那部动漫中的角色很像，十分可爱，她对小颖颇有好感。

　　小娜发现自己对小颖有非常不一样的情愫，经常会想起她、梦到她，久久不能忘怀，有时候还幻想小颖是一个魔法少女，而她是小颖的守护骑士。她觉得自己好像喜欢上了这个娇小可爱的女孩子，很想牵着她的手一起散步。同时，她发现自有记忆以来，她对男生完全不感兴趣。她喜欢跟小颖在一起看少女动漫，彼此陪伴，她就会感到特别幸福，有时候她很想时间就这样定格，和小颖永远在一起。

当小娜发现自己这种越来越强烈的想跟小颖在一起的渴望时，她会很焦虑，还因此影响了她的学习和生活。周围的人似乎对同性恋的看法都比较消极，甚至有些人还认为这是一种疾病，她担心如果自己的不同被别人发现，会成为他人茶余饭后的谈资。对此，小娜感到非常痛苦、纠结，甚至感到很羞耻。小娜担心自己不正常，但是又没有办法处理自己对同性的渴望和爱慕。她感到非常痛苦和难受，甚至有一段时间睡眠也非常糟糕，晚上控制不住地思考这些事情，同时也很担心自己会被其他同学歧视和不接纳。在担忧、恐惧的那段时间，小娜一直都是无精打采的，也不爱和周围的人接触，因此小娜的辅导员还让她的父母接她回去休息了一段时间。小娜的父母在那段时间也放下了手头的工作，特地带着她出去旅游散心。离开了学校的小娜情况似乎有所好转。亲人的陪伴和大自然美丽的风光，让她的状态好了很多。

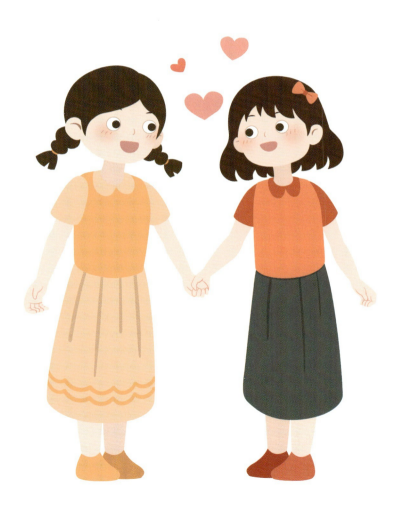

返校后的某天，学校的心理辅导中心向全校师生开展了性教育专题讲座。在讲座中，专家提到了性取向的问题，并指出无论是哪种性取向，都是正常的性心理现象，大家应该正确地看待，并避免对性少数群体有意或无意的霸凌。听完这场讲座，小娜心中的疑惑越来越多，她迫切地想要知道更多关于同性恋的知识。她很想知道，自己究竟爱谁，自己是不是真的是一个同性恋，同性恋就是得病了吗？

于是，小娜在一天下课后鼓起勇气到学校的心理辅导中心，去寻求心理咨询师的帮助。小娜向心理咨询师诉说了自己的烦恼，以及自己对小颖的感情。心理咨询师在认真听完小娜的讲述之后，回应并安抚了小娜的情绪，接着向她科普了同性恋并不是一种疾病，而是一种自然的性取向。心理咨询师还指出同性恋的性爱对象是同性而非异性，并且只对同性产生性欲望、性幻想、性行为等。一个人如果能够接受自己的性取向，那么他并不需要接受任何治疗。如果个体因为自己的性取向陷入剧烈的个人或社会冲突，那么他就需要寻求心理咨询师或者心理科医生的专业帮助。在心理咨询师的帮助下，小娜内心稍稍平静了一些，至少她知道，即使自己喜欢的是同性也并不意味着她生病了。之后，小娜在父母的陪同下又去当地的精神卫生中心进行了进一步的咨询，再次确认了自己的性取向。其间，小娜很担心父母会怎么看待自己。小娜的父母告诉医生，小娜是一个很乖巧的孩子，是不是被网上的信息带偏了，或者是不是生病了，或者是一时想不通。在医生的详细解释下，小娜的父母也理解了原来性取向是一种正常的性心理现象，并不是一种疾病，也不是不道德、不是孩子学坏了，更不是性格或者行为上的缺陷。在医生的帮助下，小娜的父母也看到了女儿因为性取向的困惑承受的各种压力，最后在父母的接纳、理解和包容下，小娜的情绪开始平静下来。小娜慢慢接纳了自己喜欢女孩子的事实，内心的焦躁和不安也渐渐平息，她又变回了那个性格直爽的女孩。

专家解析

1. 性取向是多样的。

性取向是个体对性对象和性目标的指向，包括异性恋、同性恋和双性恋等。因此不管是对同性感兴趣，还是对异性感兴趣，都是正常的性心理现象。目前，国际上公认的精神障碍分类系统及中国的精神疾病诊断分类系统都已将同性恋从精神障碍的体系中去除，均明确指出同性恋不是一种疾病。

强行扭转一个人的性取向往往会让他／她感到无比痛苦，目前也没有任何先例表明性取向是可以通过任何干预措施进行改变的。关于性取向的研究很多，但是对于影响性取向的决定性因素没有统一的结论。美国精神病学会指出影响性取向的因素可能是多源的。目前的一些研究表明，性取向可能部分是生物学因素造成的。

2. 性少数群体也有追求幸福的权利。

同性恋是非常自然的一种现象，不仅会出现在人类中，也会出现在动物中。我们不能因为一个人是同性恋，就给他贴上负面标签，对他们进行侮辱。正如本案例中专家所说，我们应该避免对性少数群体有意或无意的霸凌，也需要很明确地认识到少数不等于不正常。就像本案例中的小娜一样，即使不是大众眼里的主流性取向，依然能够有权利追求幸福的人生和亲密关系，我们应该尊重不同性取向的人群。

3. 性取向需要准确的评估。

青少年的生理发展趋于成熟，他们自然会探索有关"自己爱谁"的问题。他们遇到困惑的时候，需要寻求专业的帮助，从而更好地认识、理解和接纳自己。

一个人的性取向表明谁对他 / 她有性吸引力，这包括：①什么样的性别对他 / 她有性的吸引——男性，女性，或者二者都有，或者都没有；②个体所感受到的性吸引力的强烈程度及频率是多少；③个体感受到的性吸引力是固定的还是变化的，以及在这些变化间感受到的性吸引力的强烈程度和频率；④个体经历性吸引的条件是什么，是在某个特定的场景下，还是在任何场景下都有类似的感受。性吸引可以被定义为对某个特定的人的兴趣，因为他们刺激了性欲望和性唤起。因为我们都有不同的偏好，所以这种经历发生的时间和方式因人而异。同时，因为所谓的"性"是主观的，所以个体的主观感受是评价性吸引力的标准。每个人的性吸引力都是各异的。然而，需要明确的是同性恋的性幻想和性指向都是同性，会在认知、情感、行为等层面对同性持续表现出喜爱倾向，而普通的友谊并不会涉及性取向。

4. 家长的理解至关重要。

本案例中的小娜因为自身性取向承受了巨大的压力而无法正常学习、生活时，是父母的理解和陪伴带她走出了阴霾，帮助她接纳了自己的性取向，变回了那个直爽的女孩。因此，不难看出，家庭支持系统对于维持个体的心理健康水平是至关重要的，家庭支持系统是个体的第一个支持系统。所以家长知道孩子的性取向是同性时，需要第一时间看到孩子承受的巨大心理压力，并密切关注孩子的心理健康状况，给予孩子必要的理解和关心，避免对孩子进行责备和批评。当孩子告知家长自己的性取向时，如果父母无法理解和应对，可以到专业的机构寻求心理科医生的支持和帮助。

专家支招))

▶ 对于性少数群体

青少年处于自我认同的关键阶段，与性相关的问题常常影响他们的心理健康状况，有以下建议可供参考：

（1）建议积极地向专业人士寻求帮助，了解性取向的基本知识。小娜在专业人士的帮助下建立了对性取向问题的科学认识，减少了内心的焦虑和恐惧，促进了心理的平衡。

（2）在向别人透露自己性取向的时候要谨慎，避免对自身造成伤害。如果身边没有可以袒露心声的人，可以寻求心理卫生工作人员的帮助，以此获得专业的心理支持。

（3）个体也可以培养积极的自我认同和自尊感，接纳自己，健康成长。

（4）性少数群体的青少年学生需要增强自我保护意识，避免无保护的性行为，主动学习艾滋病及其他性传播疾病相关知识，学会有效地避免被感染，如学习安全套使用的方法等保护行为。当高危性行为发生后，应该立即在当地疾控中心寻求专业的帮助，进行暴露后性传播疾病的干预。

▶ **对于家长**

（1）明确孩子的性取向后，建议家长多学习该领域的知识，增加了解，减少误解。有许多孩子常常因为性取向产生心理问题。家长的态度很多时候会影响孩子的自我认同、对自我的接纳程度、自尊及情绪状况等。家长需要了解性取向不是想多了，也不是学坏了、没有教育好，更不是孩子叛逆。

（2）家长对于性取向的探讨应该持开放和接纳的态度，在探讨过程中应该注意自己的问话方式，避免审问式的问话。

（3）家长在情感上要支持孩子，尊重他们当下对自己性取向的认识，另外要避免嘲笑孩子的性取向，避免对孩子造成伤害，影响亲子关系。

（4）留意孩子是否需要你的帮助，及时处理孩子遇到的歧视和污名化对待，保障孩子的身心健康。

（5）当家长对孩子的性取向问题感到困惑时，建议寻求专业的帮助，保证自身与孩子的心理健康。

（6）家长要培养孩子的自我保护意识，带孩子学习艾滋病及其他性传播疾病相关知识，并学会如何有效地避免被感染、如何使用安全套等，让他们在高危性行为发生的时候能够有效应对，帮助他们保护自己。

（7）如果孩子因为性取向问题而出现性格变化、学业受到影响、缺乏精力、睡眠紊乱等现象，家长就需要警觉起来，必要时应带孩子前往心理专科医院就诊，明确孩子是否出现了心理障碍或心理问题，并根据症状的严重程度，进行有针对性的干预，如药物治疗、心理治疗、家庭治疗等。

► 对于学校

（1）学校应该肩负起对学生进行性教育知识科普的责任，定期组织性教育知识科普讲座，让学生能够正确面对性，不再"谈性色变"。学校应帮助学生了解性传播疾病相关知识，树立安全性意识，避免高危性行为。

（2）学校必须对校园欺凌说"不"，杜绝校园欺凌行为。

（3）老师平时要以身作则，引导学生形成正确的三观，减少对于性少数群体的污名化的言行，创建接纳和支持的校园文化环境。

（4）学校心理健康中心应当加强对性少数群体的心理支持工作，帮助性少数群体处理因性取向带来的各种焦虑、冲突情绪。

第 9 节
何处安放的青春？

张 娟

案例故事

　　小刚今年 16 岁，是一名高一男生，瘦高个、长相斯文、性格随和、成绩优异。小刚最近喜欢上了坐在他前排的同班女同学小敏，小敏长得白皙甜美，身材高挑匀称，性格温柔开朗，在班里的人缘很好。小刚的眼睛会情不自禁地随着小敏婀娜灵动的身姿移动，每当小敏走近他，在他前排的座位坐定时，小刚都会有心跳加速、呼吸急促、脸红发热的感觉，有时小敏身上散发出来的淡淡香气也会让他心神荡漾。他每天都渴望见到小敏，被小敏的一颦一笑深深吸引。小敏有时候会向他请教功课，他也会故意找些话题找小敏聊天，逗小敏开心，还会带些零食分给周围的同学，当然也包括小敏，并暗中观察小敏的喜好。除了表白，小刚并未掩饰自己的喜欢，或许小敏也能感觉到小刚对待她与众不同，毕竟当我们喜欢上了一个人的时候，这种喜欢总会不经意间从我们的眼神、表情、身体上流露出来。

小刚不确定小敏是否喜欢自己，而且现阶段他也想以学业为重，

就把这份喜欢珍藏在心里，准备高考取得优异成绩后再向小敏

表白。对小刚而言，小敏就像生活中投注的一道光，让他每天

都很憧憬和向往，他自己很享受这种朦胧、美好的冲动，并在

日记里写道："我们班的小敏很美，笑起来的时候仿佛阳光一

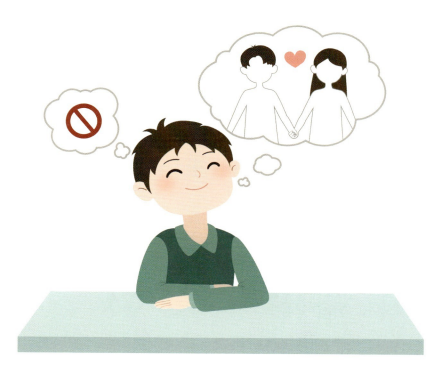

样明媚，走动时曼妙的身姿也让我入迷。我幻想着毕业晚会上她能答应我的追求，我牵起她的手，深情地吻她，和她谈一场轰轰烈烈的恋爱。一个人的时候，小敏凹凸有致的身姿和笑颜如花的脸庞时常会浮现在我的脑海中，有时我会抑制不住自己的性冲动开始自慰，自慰的时候，我的头脑中满是小敏。"日记里也记录着他的烦恼："偶尔冲动会来得很强烈、很频繁，我会感到很亢奋、很烦躁，几乎静不下心来做功课，随之又会为自己荒废了时光而感到愧疚。"小刚有时会被自己疯狂的幻想、自己激情的一面吓到，但他清楚地知道这只是他的幻想，自己是不会做出伤害小敏的行为的。小刚的爸爸打扫卫生时无意中发现了日记，在看到自己理智、温和的儿子竟然时常有冲动，并且这种冲动偶尔还很强烈，以至于让儿子感到无法掌控和驾驭的时候，小刚的爸爸很震惊，担心儿子处理不好自己的性冲动做出伤害女同学的行为，影响学业，影响身心健康，他的内心异常纠结和焦虑。

小明今年 14 岁，刚上初二，性格比较内向。最近小明的爸爸观察到小明早晨起床比较困难、呵欠连天、非常疲倦，远不如往日精神，而现阶段小明的学业压力并不大，家里也没有给他报额外的补习班，每晚下了晚自习回家，10 点过就洗漱完熄灯睡觉了。小明的爸爸询问小明最近学习压力大不大？在学校和老师同学相处是否和谐？睡眠怎么样？有没有失眠？小明说自己能跟上学习进度，和老师、同学相处得挺融洽，自己的睡眠质量很好。小明的爸爸就更加困惑了，他把心中的疑惑告诉了小明的妈妈。小明的妈妈说出了她发现的另一奇怪之处，以往熄灯之前，小明都会磨磨蹭蹭地找水果、零食吃，洗漱也慢条斯理地，最近倒是不用催促，麻利地完成睡前洗漱，熄灯睡觉。小明的爸爸有些不放心儿子，晚上就偷偷起床趴在儿子门前听房间熄灯后的动静，连续几天晚上 11 点半小明的爸爸都听见儿子房间里有视频声、走动声、冲厕所声。他想孩子如果是学习，一定会正大光明地告知他们，如果是躺在床上玩，就应该是在玩手机。平常想着孩子一贯自律懂事，就没有没收孩子的手机。听着同事抱怨自己的孩子整天沉溺于手机还暗自庆幸，没想到自己的孩子也遇到了同样的问题，小明的爸爸觉得很沮丧。但他也很好奇是什么内容如此吸引儿子，就趁儿子上学期间偷偷查看了儿子的上网记录，发现儿子近期浏览了一些不健康的视频和图片。小明的爸爸很担忧儿子沉溺于色情，不能专注于学

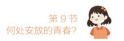

业，最终影响学习成绩和身心健康，下定决心要跟儿子谈一谈，但不知道怎么和儿子沟通。

专家解析

性冲动是指在性激素和内外环境刺激的共同作用下，对性行为的渴望与冲动，常伴有生殖器官的充血及心理上的激动和欣快，是生理和心理的综合反应。

性冲动的产生需要动力。人类的性动力来源有三个方面：本能、性激素的作用和性的释放。本能是指动物保存自己、保存种族的天然能力。性行为就是保存种族的主要方式。与此同时，人类的理智、教养和文明，完全可以控制其不道德、不合时宜的性行为。性冲动依赖于性腺（主要是指男性的睾丸和女性的卵巢）活动，性腺可以产生性激素，性激素作用于特定靶组织、靶器官，选择性地调节代谢过程，促进生殖器官发育成熟，调节生殖功能。对青少年来说，性激素在第二性征的产生和维持过程中发挥着重要作用。性冲动在身体内不断酝酿，形成张力并寻求释放。

性冲动的产生需要诱因。具体地说，处于青春期的青少年，假如受到内外环境的刺激，如窃窃私语、异性体味体貌、抚摸、想象等，就会产生神经冲动，这种冲动传导到大脑的有关中枢即形成性兴奋，并通过神经系统作用于生殖器官，导致其产生变化。男性表现为阴囊收缩、阴茎勃起，性高潮时还会有射精现象；女性表现为阴蒂和阴道壁充血膨胀，黏液分泌增多。在产生这些变化的同时，心理也会产生激动和快感。

性冲动主要受生理、心理、社会因素以及性刺激强度的影响。体内性激素水平、身体健康状况、年龄等生理因素，情绪状况、人际关系的融洽程度等心理因素，以及外界环境、社会文化、社会风气、行为规范的约束等社会因素，都参与决定了接受刺激的敏感程度。因此，在性功能低下、身体极度疲惫或受疾病困扰、情绪极度消沉、感情不融洽、精神受挫折等情况下，性冲动就不易产生。如果在行为规范较严格的环境中，性冲动也会受抑制而相应减弱。

性刺激通过视、听、嗅、触等感觉器官发生作用。色情画面、喁喁私语、诱人的香水味，虽然都有诱发性冲动的可能，但不如触觉来得强烈。触摸的部位也是一个重要因素，

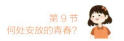

动情区的刺激就比一般部位更为强烈。想象力较丰富的人，性冲动也可被记忆或想象诱发。

了解了性冲动的相关知识，再来看案例故事中的小刚和小明。小刚在日记里写到他幻想可以和小敏谈恋爱。自慰的时候，他也在幻想和小敏发生性关系。这些是小刚基于对喜欢的女生的想象产生的性幻想，在青春期是非常正常的。性幻想是精神上获得性愉悦的方式，无论怎么想、想什么都没有关系，只要他能区分幻想和现实，不会把幻想付诸实践就都是可以的。小明显然也对性的方方面面产生了好奇、有了性冲动，但同时又难以通过正常渠道去满足性好奇，才会去浏览色情图片、视频。他对性的好奇是很正常的，只是需要更健康的路径及正确的引导。

专家支招

性冲动是青少年身心发展的结果，是正常的生理、心理现象，是人性的正常组成部分。然而，性冲动有时会以一种非常有害的方式干扰日常生活和人际关系。找到控制性冲动的方法可以帮助青少年改善生活质量、人际关系，并提高学习效率。

▶ 对于孩子

正确认识色情片。其一，色情片是用来撩拨成年人情欲的娱乐片，由于未成年人的冲动控制能力较弱，模仿能力较强，减少未成年人和色情片的接触，可以减少他们受到过度的刺激而采取行动的概率；其二，如果看了就看了，不需要自责，去除把色情片当成很特殊事物的想法；其三，不要把色情片当教科书，视频里的情节都是男女演员扮演的，实际生活中的性爱情景和色情片中相差甚远，需树立正确的性爱观和价值观。

同时，可以从以下几个方面有效地和难以控制的性冲动相处。

1. 试着远离任何你觉得难以控制自己性冲动的环境。

2. 在口袋里放一个待办事项清单，当你有陷入强迫性性行为的冲动时，看看清单，用其他活动分散自己的注意力。

3. **延迟你的性冲动。**性冲动和其他冲动不一样的一点是该冲动可以延迟满足。为自己设定一个延迟的时间目标,在规定的时间结束后,你可以选择并尽可能地再次延迟,即使只有一分钟。

4. **确定诱发性冲动的因素。**思考是什么刺激、什么时间和什么环境让你产生性冲动,看看你的行为中是否存在某种模式,想办法通过新的行为或生活方式的改变来打破这个循环。记录导致性冲动的情景,帮助你识别诱因和模式。

5. **避免接触色情品。**可以在你的电脑上安装浏览器扩展或设置父母权限,让你访问色情内容变得困难。你甚至可以让你的朋友安装它,而不告诉你密码。扔掉所有色情杂志、书籍或电影。

6. **找到有效的方法来控制你的思想。**当你开始感到被性冲动压倒时,通过冥想或正念来清理你的大脑。承认自己的性冲动,告诉自己"这些只是想法",然后做几次深呼吸,把注意力转移到当前的活动上。

7. **合理安排作息。**研究发现,早晨和晚上易出现性冲动,待在床上的时间越长，越易出现跟性有关的一些行为。因此，青少年需保持规律作息，早睡早起，让大脑得到足够的休息，维持良好的精力和体力。

8.让自己忙起来。 保持忙碌有助于让你的大脑专注于性以外的事情。培养一个新的远离刺激的爱好，或者和朋友一起参加社交活动。

9.锻炼。 设定一个健身目标，通过定期锻炼来释放性能量。当你不锻炼的时候，花时间研究如何达到你设定的健身目标，而不是被性冲动分心。

10.咨询医生。 有时候，疾病或内分泌失调会扰乱荷尔蒙，让你感到性欲亢奋。

①你可能会被建议到精神科医生处进行评估。例如，强烈的性欲望可能是内分泌紊乱所致，也可能是双相情感障碍的症状。

②向你的医生坦白你的性冲动，并表达你的担忧，你的医生可以帮助你确定你的行为是否有问题及你是否需要专业的帮助。

▶ **对于家长**

对孩子的性幻想、性好奇保持尊重和平常心，尊重孩子的隐私，不私下翻看孩子的日记、手机；认真听取他们因性幻想、性冲动及其释放行为带来的困惑和冲突，暂时放下自己先入为主的看法和意见，减少对孩子的辱骂、责难和贴标签；纠正孩子认知上的误区，比如自慰伤肾，性是很淫荡、羞耻的等。

▶ **对于学校**

开展青春期性知识、性冲动、性幻想相关的健康教育讲座，揭开性的神秘面纱，满足青少年对性的好奇。创建接纳和尊重的校园文化环境，帮助青少年处理因性冲动、性幻想带来的焦虑、冲突。

第 10 节

迷雾中的诱惑，我该怎么办？

陈 娟

案例故事

　　高中生小明，在室友的怂恿和自己好奇心的驱使下，下载了不少网络社交软件。那些匹配对象的速度之快、女孩举止之大胆，让小明打开了新世界的大门。

　　在其中一个平台速配场中，主持人（聊天室管理员）熟练地给大家排麦编号，并用 3 ~ 5 个关键词标注了各自的特点和需求，这些信息在聊天室中滚动播放。大家根据这些信息选择对象，中意就表白，接受就私聊并开启一段亲密关系，拒绝就换下一个，前后不超过 2 分钟。小明鼓起勇气向一位头像可爱的女性表达了好感，没想到对方马上就同意了。当天晚上双方一直保持着语音通话，戴着耳机一起入睡。小明觉得很舒服，之后也数次一起连麦睡觉。但交换照片后,小明对女孩不太满意，随即进入另一个聊天室参加速配，很快找到了下一个"女朋友"。

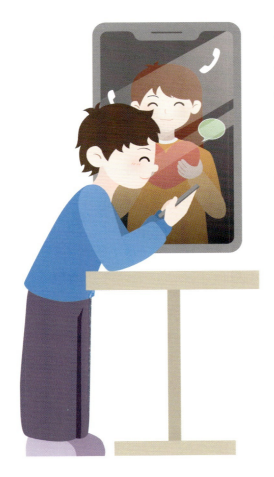

此外，小明还充值成为会员，接受了一些系统配对，满意就继续聊天，不满意直接划走，成本非常低。刚开始小明对那些被自己划走的女孩还有些愧疚，后来小明就感受不到难过了，也很难容忍关系中任何一点小瑕疵，"不行就找下一个""拜拜就拜拜，下一个更乖"是小明奉行的理念。有时，小明一个晚上能换四五个"女朋友"，他直言："爱情简直太容易了！"

后来，小明尝试了按小时付费购买"陪玩"女孩儿陪自己玩游戏，并花了很多钱打赏女主播。当女主播们甜甜地道谢并与小明互动时，小明感到自己仿佛打败了千军万马，得到了公主的偏爱……

父母发现了小明这段时间巨额资金支出后，查明了财务支出去向，并严厉地训斥了小明。小明也意识到这些可能都不是爱情，既耽误学习，又浪费钱，不想再玩了。但同时，特别在压力大的时候，小明脑子里总是想重拾这些简单的快餐"爱情"，异常想念与女孩儿们聊天互动的时光。"怎么办才好呢？"小明觉得自己缺乏定力和自制力，感觉自己很糟糕，非常沮丧……

初中生小萱，在游戏中与某位游戏高手绑定了 CP（夫妻，couple 的缩写）。小萱非常开心地向同学们炫耀自己有一个打游戏很厉害的男友。一次和朋友玩游戏时，小萱拉上了这位 CP 一起组队。当天这位游戏高手表现突出，完全碾压敌方，为小萱挣足了面子。在朋友们的赞叹和羡慕中，小萱感到对方满足了自己对爱情的一切幻想。虽然她只能看到男友的头像和零星的简介，对其真实情况一无所知，但在小萱心目中，男友既强大又帅气、非常爱自己、专一深情，认为他们的相遇有一种命运安排的、不可替代的传奇色彩。

随着关系的深入，在男友的诱导下，小萱开始回应男友并开始聊一些关于性和色情的内容。她希望通过满足男友的要求，来维持这段恋爱关系。两人虽不见面，但小萱通过互联网感受到了男友各种激动、兴奋的反应，小萱认为这就是"爱"。通过发送文字或语音，乃至发送一些自己穿着露骨或涉及隐私部位的照片，小萱与男友尝试了性幻想式的自慰性行为。在这些行为中，小萱既兴奋又害怕，虽然有些担心，但快感使她坚信自己沉浸在爱河中，找到了真爱，并因此感到非常幸福。

父母发现她的聊天记录后，13 岁的小萱被要求立即切断与网恋男友的所有联系方式，终止这段关系。小萱感到既羞耻又痛苦，吵着要去找男友，觉得父母不理解自己，阻碍了自己的爱情，感到非常挫败。

专家解析

1. 青春期性心理发展，渴望亲密关系十分正常。

进入青春期，随着一系列的生理变化，青少年的性心理发展也进入了"生殖期"阶段，即对性产生浓厚的兴趣并愿意深入探索，最终做好生殖繁衍的准备。在这一阶段，青少年对性感到敏感是正常且自然的，性好奇、性冲动、性焦虑、性幻想都会强烈地刺激并影响青少年。这些是心理发育的必然过程，是成长的标志，也是人类生生不息的动力。

在荷尔蒙的驱动下，这一阶段的青少年渴望亲密关系十分正常。渴望爱，自然会思考"什么是爱？""什么是理想的对象？""哪种是好的亲密关系？"等问题。而有限的认知、资源和控制力，很难让小明和小萱找到明智的答案，在大众传媒的冲击下，更是举步维艰。

2. 性会引发大脑快感，但爱不只有性。

性行为或性活动会使我们产生一系列神经活性物质（如多巴胺、5-羟色胺、催产素等），促使我们不断再次获取这些刺激。比如连麦睡觉时，耳麦中传出的呼吸声、哈欠声等会引起麻木快感的"颅内高潮"（ASMR）现象，从而强化该行为。性活动刺激产生的多巴胺能使人感到快乐、兴奋，并激发对异性的情感。5-羟色胺能使人感到满足、轻松，甚至让人暂时失去理智，让爱情变得很盲目。催产素则能强化与爱人在一起时温暖陶醉的感觉，减少肾上腺素等压力激素的水平、降低血压，使我们感到平静、信任，对伴侣更加忠诚等等。

这些物质的大量释放会使人产生爱的感觉，小萱大概就是被这种感觉蒙蔽了双眼，误认为这是爱。实际上，这些涉及性快感的激情刺激感受并不能简单地等同于爱。因为，爱情除了涉及性快感的激情，还包括亲密和承诺两个元素。激情作为爱情的温度，帮助伴侣们建立起异乎寻常的亲密与排他性关系。亲密则提供了相互熟悉、同频共振的同调默契，而承诺提供了责任、命运共同、排他契约的安全保证。相对地，当快感激情不能有助于建构一段有意义的关系时，人们就会陷入"不过如此"的虚无感。因此，没有了亲密和承诺，快餐爱情只会"越吃越饿"。

3. 亲密关系非常重要，须学习以避免误区。

自古以来，把人们连接在一起的动力，不是利益，而是心理层面的情感。依恋是其中最深层、最基本、最强烈的情感之一。人的生物社会属性决定：我们天然有亲密的需要并渴望与人连接，我们对爱情充满了期待、憧憬和美好的向往。高质量的亲密关系不但能提高我们的自尊水平和幸福感，甚至还能提升免疫力。

但如果我们缺乏能力去构建这种长期、稳定、高质量的亲密关系，我们就会因这种无能感而害怕把事情弄糟，就会倾向于用情感疏离来防御这种害怕，从而让自己重获某种安全感。这种情感疏离可能表现为否认自己的内心感受，否认对方的内在价值。即通过物化对方，将人及其功能分离，来告诉自己对方并不重要，对方不过是拥有某些可替代的外在功能的物件罢了。当对方被当作物件对待时，这个物件的离开就没什么大不了了，我们可以潇洒地完成这个物件功能的替代，说出"拜拜就拜拜"。

小明的物化形式是"陪伴"，而小萱的则是"游戏力"。陪玩、连睡、速配、带飞可能都迅速完成了物化而不自知，饮鸩止渴只会更加孤独。此外，常见的物化形式还包括经济、外表、性或生育等等。将爱人物化为经济，就好比把对方当作提款机；将爱人物化为外表，就好比在把玩一个漂亮玩具；将爱人物化为性或生育，就好比将对方当成一个泄欲工具或生育机器。没人愿意被这样对待，因此上述误区都无法构建高质量的亲密关系。

4.大众媒体布满迷雾、充满挑战，要警惕陷阱。

通常，性观念可以分为禁锢、保守、开明、开放、放纵五个层级。其中，禁锢和保守违背人性，让人无法感受到性的美好和生命的热情。而开放和放纵的性观念又会让人沦为欲望的奴隶，健康风险增大的同时又容易遁入空虚。基于当前我们对性的科学认识，目前更提倡开明的性观念。因此，小明和小萱愿意主动积极探索是很好的。

同时，在大众传媒背景下，我们也要警惕各种陷阱。以"网恋"为例，我们既要认识到网恋的积极面，也要看到网恋可能存在的风险，但不能将网恋彻底妖魔化。在建立亲密关系这件事上，线上和线下沟通方式并无显著差异。网恋可能也非常有效，前提是有良好的自我保护意识。网络虚拟环境有一定程度的匿名性，还提供了一个相对安全的真我地带。因此，网络可能是青少年一个重要的仿真演习"排练场"。然而，互联网中那些将真实的人及其外在功能分离的物化可能变得非常便捷容易。换个好看的头像便成了帅哥美女，换一段附庸风雅的签名便成了深情智者……任何一个碎片信息都可能被互联网放大并晕轮成可供脑补的线索，当然这些幻想也面临着随时幻灭的风险。网恋的问题并不在于其形式本身，而在于其是否落脚为一段真实的关系。大力开展"爱的教育"，应聚焦"如何建构健康的亲密关系"，不管是线上还是线下的。

专家支招 💡

▶ **对于小刚和小萱：拨开迷雾，看到真相**

性是美好的，它非常重要，对此感到好奇十分正常。但在大众媒体盛行的互联网背景下，在过度开放、放纵的色情信息中，可能充斥了感官驱动、违法违规、物化女性、夸张表演等扭曲、虚假或错误的价值表达，我们必须警觉其中商业化、暴力化的性的危害，应做到以下三点：

1. **务必遵守法律红线**：和 14 岁以下女性发生性行为，即使女方同意，也构成强奸罪。

2. **恪守道德底线**：性需要发生在成人之间。

3. **大胆说"不"！** 在亲密关系中，无论何时何地都可以大胆拒绝对方不合理的要求，包括身体接触、隐私界限方面的要求。学会保护自己，维护身体权，防止性侵害。"被尊重"是你的权利，不管是线上还是线下。诱惑、滋扰都有可能构成犯罪，别怕冒犯，你的感受是最重要的。

4. **爱是一种立足于彼此生命的关怀，可以让双方实现共同成长，变得更有热情和力量去积极面对生活。** 因此，如果在恋爱关系中自己没有感觉到更有力量，反而是更加糟糕、担忧或痛苦，那么这大概率不是爱。

不能把性快感等同于爱。大脑不会长期不间断地大量释放维持性快感的物质。其他方式也能刺激大脑感到愉悦，如晒太阳、多运动、多吃富含酪氨酸的食物（如香蕉、芝麻、南瓜籽）等。相对于激情的新鲜感，归属感才是我们应当努力思考、追求的方向。

▶ **对于家长：穿过迷雾，看到亮光**

1. **没有早恋，只有成长。** "早恋"这个词隐含了太多负面、贬义、担忧的信息，是一种观念的建构。心理动力学家早就发现，连婴幼儿都有性欲，这是躯体自我的一部分，也是个体内在原始的生命能量，被称为力比多（libido）。这种能量在个体成长发育的各个阶段会呈现不同的特征，任何时期都应当用发展的眼光严肃认真地对待。健康的力比多可以让个体呈现出极高的热情、创造性和生命活力。因此，当青少年表达出对异性的喜欢的时候，我们更应该为孩子的成长迈入新阶段而感到高兴。

成年人之所以对青少年的恋爱如此担忧，不外乎两个原因：一是害怕影响学习；二是担心不能自我保护而受到伤害（生理上或心理上）。第一种担忧源于外界仅仅高度发展了个体的学习能力，而忽略了其他方面（如情绪管理）。那么恋爱恰好可以成为一个提升个体相关能力的契机，从而使个体获得巨大的成长。我们从现实生活中也常常可以看到青少年在彼此的喜欢中获得学习动力、共同进步的例子。第二种担忧则更多地在考验我们的应对能力：是否有能力引导孩子们保护自己，并建构健康的亲密关系？

2. 积极接纳，正确引导。 积极心理学认为，我们要找到行为背后的正面动机，才能完成资源挖掘和激励。固然，青少年的这些行为让家长非常头疼，但这些行为背后的正面动机是什么、有什么核心诉求、有什么善意、是否有一些特殊的意义？对于这些问题的思考本身就可以让自己更有涵容能力，能缓和亲子关系，更容易与孩子沟通。

3. **放下评价，加深理解，巩固联盟。**要和孩子认真谈健康的恋爱和性的话题，而非简单粗暴地制止。要认真听取他们的困惑和冲突，明确情况后才能真正提供帮助，并在情感上给予支持。即便是那些反复寻求简单性刺激而难以克制的孩子，在深入交流中你可能也会发现其行为的特殊意义和功能：他们可能正在用自己制造的感官刺激和生理快感去对抗心理层面的压力、焦虑，甚至恐惧；他们可能将接触色情信息作为社交货币去交换在同伴中的接纳和认可；他们可能认为接触色情内容会让自己显得更加成熟、有力量、像个大人……无论出于何种原因，我们都有了更大的工作空间，可以和孩子探讨、分析各种利弊，帮助他们做出更适宜的选择。

▶ 对于学校：消散迷雾，看到契机

1. 痛点就是切入点。在大众媒体环境下，与其"围追堵截"，不如积极利用现代化互联网多媒体工具和平台，打造线上线下智慧课堂，突破课堂内外时空限制，让教育更加生动，将同学们的疑惑转化成为学习成长的内驱力，将案例问题转化为鲜活的教学素材。

2. 积极加强青少年性教育。避免"性教育＝恐吓教育""性教育＝厌恶教育""性教育＝生理解剖教育"等误区，回归性教育的核心本质，即"爱的教育"。性教育不只有性（sex），还有性别（gender）等，包括性别认同达成、两性关系构建、情感探索发展、自我成长超越等等。应引导同学们科学正视性，形成健康的性观念，引导同学们珍爱自己、尊重他人。

3. 高度重视家校共育。学校应积极与家长沟通，突出家庭教育和支持的功能，帮助家长与学生构建良好的亲子关系，帮助学生形成积极的情感体验、构建富有弹性的社会支持体系，共同面对挑战。学校应协助家长促进学生成

长发展，"找到孩子可以伟大的地方，并且帮助他们在通

往伟大的道路上行走"，聚焦健全人格培养，从根本上提

升个体心理免疫力。

第 11 节
"触碰"女性让他悔恨不已

罗　捷　王　宇

案例故事

　　炎热的夏天，拥挤的公共汽车上，人们之间的距离似乎可以用摩肩接踵来形容。年轻美丽的王女士明显感觉到紧贴在身后的那位小男生有些异样。王女士偷偷地回头看看身后这名小男生：他神态温和，穿着单衣薄衫。接下来的事，让王女士感到近乎耻辱的厌恶，她身后那名小男生竟然利用汽车的上下震动作掩护，在她的敏感部位隔衣不停地摩擦，并且她的裤子似乎被粘上了湿湿黏黏的东西。王女士暴怒了，先骂了一句"臭流氓"，紧接着便是转身给他一记清脆的耳光。当车上的乘客明白整个事件的缘由时，那位无路可逃的小男生只好乖乖地被众人押进了当地的派出所。小男生被教育一番后，被妈妈接回了家，受到了严厉教育和体罚。他知道这是不对的，也觉得对不起家人，痛恨自己为什么做这么丢脸的事，但他内心依然蠢蠢欲动，难以自拔。

　　小男生姓蒙，正在读高三，从小生活在仅有妈妈的单亲家庭里，受妈妈的严格管教，从小到大，一犯错、说错话或没有考到高分就会被妈妈打骂。他在面对妈妈的时候，也学会了习惯性撒谎。男孩都 17 岁了还一直和妈妈睡一张床，什么事都问妈妈，做什么事都依赖妈妈，独立性很差。因为父母婚姻不幸，所以他变得性情孤僻、内向敏感，很少与人交往，回避与女同学接触，见到异性有明显的害羞反应，会脸红、不自觉地紧张，有时还会结巴或口不择言。他在言谈举止上都会小心翼翼，说话时犹豫不决，生怕说错话。上初中后，他开始对女生的身体感兴趣，老想看女性的裸体照，经常会莫名其妙地兴奋，频繁地实施自慰行为。他还因对女同学实施袭胸、触摸臀部等非礼行为，而多次遭到学校及老师的严厉批评、警告。为此，他常被妈妈罚站、罚跪、揪耳朵、扇耳光或呵斥、讽刺、辱骂，可是收效甚微，他很难从过失中吸取教训，往往是冲动战胜理智，依然如故。最近半年时间，他通过在人多拥挤的场所（如商场、地铁车厢、车站或公共汽车上）用性器官隔衣接触、摩擦、顶撞陌生漂亮女性躯体的某个部位（如臀部、腰部、大腿）而产生性兴奋和性快感，大部分情况将精液射在自己的裤子内，也有几次将精液排泄在受害者的衣服上，被称为"咸猪手"，即摩擦症者。当对方有明显的反应时，他通常会终止有关行为，并且装出一副若无其事的样子走开。他屡次因各种非礼行为被送进派出所，被同学称为"色狼"。后来，小蒙一直在一家心理咨询机构接受心理健康咨询，他的身体生理状况良好，但整体状况一般。整个心理健康咨询过程，小蒙都很积极主动，从未间断，效果也很好，他充分认清了摩擦行为的本质，也知道了这种行为是可以通过治疗来改善的。他说："那些性行为给我带来了无限的痛苦。现在，我要作为一个真正的成年人过上健康的生活。"

专家解析

1.摩擦症也称挤恋，是通过触摸或摩擦异性身体而获得性快感的一种性心理障碍，患者主要为男性，会对女性造成身心伤害。

在广东珠三角地区、香港等地的粤语人群中，这种情况被称为"咸猪手"，指猥亵男子或女子的行为，有非礼之意。

小蒙的异常行为表现出了以下特征：①具有计划性和目标选择性。如选择的对象多为年轻、相貌较好者，且是不认识的异性；场地多为拥挤的地方，如商场、公共汽车上等。②当被摩擦的对象有明显的反应时，他通常会终止有关行为，并且装出一副若无其事的样子。③进行摩擦的部位多为臂部、腰部及腿部等，大多数情况下是隔衣进行接触摩擦。④在摩擦行为中有性乐高潮出现，即射精。⑤有反复发作的情况，他很难从过失中吸取教训，往往是冲动战胜理智，因此有屡教不改的倾向。这些表现符合摩擦症的诊断标准。

2. 摩擦症者与流氓是有区别的。

首先，摩擦症者在学习、生活及其他行为方面通常都表现良好，无任何劣迹，而流氓一般都有其他劣迹。其次，摩擦症者选择的地点是拥挤的公共场所，选择的对象多是不相识的异性，并尽量避免让对方知道，而流氓选择的地点多为私下或隐蔽的场所，对象多为认识的异性，很少选择完全陌生的人，也不怕对方知道。最后，摩擦症者仅在接触挤擦的过程中就可获得性满足甚至出现性乐高潮，而流氓在这一过程中一般不可能出现性乐高潮，往往有进一步的攻击行为。

3. 小蒙幼年时期的生活经历可能是其产生"咸猪手"行为的重要原因之一。

孩子随着年龄的增长，特别是在青春期，其体内的性腺激素会出现明显的分泌增加，还会出现性器官的发育，生理上或心理上都会产生一定的变化，也会对异性产生一些好奇。

有些孩子在儿童时期性心理发育受阻的基础上，性快感体验与异性身体接触偶然地结合，并以条件反射机制固定下来。这类孩子到了青春期仍用儿童时期的性行为来获得性快感、性满足，以致发展成一个摩擦症者。

4. 对于女性受害者，除了少数会勇敢地站出来指责这些"色狼"，大多数都会忍气吞声，不愿站出来，甚至不愿意承认自己被非礼。

这里面包含了受害者想对自己进行保护的思想。但是，忍气吞声同时也是对摩擦症者的一种"强化"，让他们的这种行为变本加厉。小蒙的行为因骚扰他人而构成了对治安的危害，其行为理应受到惩罚，但惩罚是不能消除这类行为的，应该在法律的监督下接受心理治疗才有可能控制或消除。

专家支招

▶ **对于小蒙**

　　小蒙因其异常行为总是容易引起大家的反感和不满，造成了不必要的麻烦。这不仅影响他人的生活，而且也不利于自身的心理健康，一定要及时治疗。小蒙可以考虑接受以下心理治疗方式来改善其行为。

　　1.**支持疗法**。即通过心理咨询，获得精神上的支持，小蒙逐渐树立起治愈摩擦症的信心，以积极主动的态度面对现实，配合治疗。同时，小蒙可与心理咨询师一起讨论摩擦行为的本质和特点及治疗方法。

　　2.**心理健康教育**。小蒙在心理咨询师的引导下仔细回忆自己的成长过程，特别是儿童期有关性方面的经历，从中找出摩擦行为产生的根源，并结合心理咨询师的解释分析，对自己的病症有一个正确的认识，然后努力克服。

　　3.**除用上述方法外，还可使用精神分析、系统脱敏疗法等**。

　　4.**若小蒙对摩擦症伴有负性情绪**，如焦虑、抑郁，也可以在专业医师的指导下服用一些抗抑郁药物治疗，如 5－羟色胺再摄取抑制剂当中的氟伏沙明、帕罗西汀等都有良好的效果。

▶ **对于受害者**

遇到这种事不要忍气吞声，因为忍让就是纵容，要勇敢地站出来，可以大声说"把手拿开""不要乱摸"，以此警告。或者用脚踩对方、大声呼救等方法，或拨打 110，主动举报这些在公共场所发生的猥亵事件，并配合公安机关进行调查，不要再让这些事件继续发生。

▶ **对于家长**

1. **性教育必须从儿童开始。** 家长对孩子的性发育需要合理引导，不要放任他们接触色情物品，也不建议对孩子的性感受和行为进行压制或刻意回避，从而导致孩子对性产生恐惧甚至罪恶感。家长应予以适当的引导和科学的解释，认真扮演好自身的性别角色，给子女做好榜样。

2. **建立恰当的母子关系。** 母子接触过程中，既要避免接触过少，也要避免接触过分。为其创造"父子认同"的机会，避免母子间"共生"关系延续过长，尽量避免某些亲子关系紊乱，也有助于防止本病的发生。随着孩子年龄的增长，家长需要培养孩子的独立能力，最好在孩子 6 岁以前分床睡或分开单独住，这有利于孩子性心理健康成长。

▶ **对于学校**

学生性教育具有特殊意义。正确的性教育是最重要的预防措施。教育的主要内容包括：①有关性生理、性心理、性解剖、恋爱婚姻等方面的知识；②培养学生形成与性别角色相适应的男子汉与姑娘行为；③性道德教育，让学生注意男女之间交往的事项及规则，正确控制生理本能表现出的性需求，而不造成对他人的骚扰和对社会的不良影响。

第 12 节

"暴露"是一种病吗？

罗 捷   王 宇

案例故事

　　小高，十多岁的时候，就知道了很多男女之间的事情，觉得这种事情非常羞耻，也从未把这些想法与别人提起。小时候，他经常到乡下外婆家去玩，有次在路途中找了个隐蔽的地方小便。他刚方便完，不知道从哪里钻出个女士，他兴奋地露出自己身体的敏感部位，第一次感受到了十分强烈的快感。从此以后，他就像着魔一样，欲罢不能，身不由己，总是找机会突然对着陌生女人，盯着对方看，手上做出不雅的动作，如自慰射精，使对方作出震惊、厌恶、害怕、恐怖的反应，吓得捂着脸赶紧跑开，他则从中获得性满足，然后迅速离去。有时，他也与对方说话，但一般不对女性实施其他不轨行为。他常常在黄昏或不太黑暗的晚上，有时候是在厕所外面蹲守，有时候是在公交车上，有时在偏僻的角落，他声称那种刺激、紧张、心跳的感觉让他无法控制。为此,他多次被人当流氓痛打,并被送进派出所 3 次。事后,他仍不知悔改,不能自拔。他的父母对此十分生气,指责他是"流氓""废人""罪犯",声称"要与他断绝关系"。小高说:"这种行为使对方既害怕又气愤,大声怒骂,有时还会引来很多人鄙视的目光和唾骂声,让我无地自容。"每次做完坏事,他都深深自责,也感到非常懊悔,可总是忍不住,隔一段时间, 就又犯了。对于自己的露阴行为,他认为是"不可原谅的", 也特别憎恶,觉得没脸与人交往。由于害怕"犯病",他平时除了上学,连门都不敢出,"太丢人了,有时甚至想一死了之"。他自称"一直活在矛盾与自责中,想悬崖勒马,可是每次都不由自主"。学校老师建议他最好去比较正规的医院心理咨询科求助。

小高的家庭条件挺好,家庭教育严格,父母对他是高要求、高标准,成长教育的全部内容是"知识""文化""分数"和"升学"。为此,父母不许他和小伙伴玩耍,怕耽误他的学习成绩,也从未给孩子传授性知识。他平时性格内向,见人害羞,不善言语,容易紧张,表现得很"乖"。在他 10 岁时,父母的亲密行为数次被他看见,父母表现得特别尴尬,恼羞成怒,失去了理智，一时间口不择言，对他乱骂一通，横加指责，给他留下了心理阴影。上小学五年级后，他面临家庭、学校双重压力，学习成绩屡屡不如意，经常心情不好，找不到好的宣泄方法，他认为此种行为可以让自己在"压力重重"的生活、学习中找到满足和刺激，同时也通过自慰行为让自己变得舒服起来。

专家解析

　　小高的情况属于露阴症，也称"阴部暴露症"，其特点是反复多次在不适当的环境中对陌生异性毫无预料地裸露自己的生殖器，引起异性的紧张性情绪反应，从而获得满足或快感，但无进一步性行为施加于对方的一种性偏离现象。这是一种比较常见的性异常行为，患者以男性青少年居多，男女之间比例为14∶1。露阴症者学习、生活、待人接物都与常人无异。露阴行为的受害者一般为16岁以上的年轻女性，露阴症者通常由女性受害者报案而发现。可以看出，与其他性异常行为相比，露阴行为可能更难以被人理解，更容易被人叫作"变态"！露阴症者追求的是整个过程中所感受的惊险刺激，过程越艰难、越危险，他们感受到的性刺激就越强烈、所达到的性高潮就越满足。很多患者称"过程就是一切"！

露阴症者往往被当成"流氓"看待，实质上他们只是存在性心理问题，并不是"流氓"。他们的意识是清醒的，因此他们在事后往往很后悔，特别是被人当作"流氓"抓起来后更羞愧难当。但面对露阴冲动时，他们又难以控制自己，常常是冲动战胜理智。故一般认为这类露阴症者和窥阴症者一样均不是危险分子。

小高的露阴症与其幼年经历密切相关。不自觉地用幼年的方式来解除和宣泄青少年的烦恼，是露阴症产生的主要原因之一。许多露阴症者在幼年时都有与异性或同性小伙伴互摸外生殖器、裸体或在成人面前炫耀生殖器、看异性成人裸浴或大小便等经历。逐渐长大以后，这些幼年时取乐的性经历依然存留在潜意识中，以至于一旦遇到性压抑或重大精神创伤，且由于个性缺陷无力化解时，他们便不自觉地用幼年的方式来解除和宣泄青少年的烦恼。这是露阴症等性异常心理和行为产生的主要原因之一。许多露阴症者的性心理发育远未达到成熟水平，幼年经历依然影响其成年后性欲满足的方式。

也有人认为露阴症与环境有密切关系。露阴症者在童年时往往曾窥视过其父母不同程度的裸露，包括同睡、同浴、性生活的暴露等过程，这种经历诱发了孩子的性早熟。加之，性教育长期以来被视为禁区，大家对待广大青少年的性问题，羞羞答答、扭扭捏捏，回避实质性问题，孩子难以获得科学、全面的性教育，从而导致孩子出现这种性异常行为。

有研究发现，许多露阴症者的性格都存在某种缺陷，表现为性格内向、拘谨、孤僻、怕羞、自卑、少言寡语，见到女性就脸红或从不与女性开玩笑，加之性知识贫乏，常常用儿童式的幼稚性行为来解决性欲问题，露阴之前有逐渐增强的焦虑、紧张体验。他们的露阴行为实际上是对自己性格的一种强烈的逆反，此外，也不排除精神发育不全及精神病患者的所为。

专家支招 💡🎵

► **对于小高**

1. **接受心理治疗,可以收到一定的效果。**可采取想象厌恶疗法,即经常提醒患者想象露阴后的危险后果:群众憎恶、公安部门拘留、处罚、名声扫地、家门受辱等,尽量减少外出时的性冲动。认知疗法也是有效果的,通过咨询谈话认识到,成熟的性行为是以两性的生殖器性交来满足性心理的,不以异性人为对象或不以两性生殖器性交方式来获得最高性心理满足的行为都是异常的。在认知领悟的情况下,小高的性心理会逐渐成熟起来,从而矫正性异常行为。

2. **如出现严重负性情绪,可以在专业医师的指导下用一些抗抑郁药物、抗焦虑药物治疗。**

► **对于受害者**

露阴症者少有攻击性和暴力倾向,很多人事后都会很懊丧,但当时难以自控。所以遇到露阴症者你不必惊慌。遇到露阴症者的骚扰时,你越慌乱、害怕、不知所措,他越得意。事实上,你越不惊慌,他的反应程度越低,无动于衷就等于瓦解了他的动机与目的，你应该从容走开，就当看不见或绕道而行或到有人的地方，然后到安全的地方报警。一旦逮到露阴症者，我们不能放任不管，因为如果这种行为不被惩戒矫正的话，往往会让露阴症者走上更加严重的性犯罪道路。研究表明，有部分性犯罪者最初都是露阴症者。

► 对于家长

（1）对自己的"怪癖"行为有所悔改的小高，家长要细心给予解释、劝导，消除其不良情绪，鼓励他振作起来与性冲动作斗争，切忌动辄将他与"流氓"等同。

（2）家长的亲密行为被孩子看见，应该机智应对。一是不要指责孩子，避免给孩子造成二次伤害；二是不要过度紧张，应该正确引导，要告诉孩子这不是什么奇怪的事情，只是现在的小朋友是不可以做的，必须得等小朋友长大，找到自己心爱的人之后才可以做；三是告诉小朋友以后进爸爸妈妈的房间，要先敲门，要有礼貌才行，千万不能贸然闯入！

（3）性教育是每个家庭必须进行的话题，没有必要"谈性色变"。对孩子而言，早接触性知识的话，可以提高他们自我保护的安全意识。家长应该在合适的时候，给孩子传授性知识。

► **对于学校**

对于露阴症者，学校应当科学教育，严格要求，加强监护，使小高减少露阴的次数，同时多给予宽容，这不属于犯罪行为，只是一种性心理障碍的表现。特别是发生在青少年身上的一些露阴行为，一定要在不伤害孩子自尊的前提下，给予及时的纠正，必要时通过求助精神卫生机构进行治疗或矫正。

第 13 节
一个疯狂迷恋女性物品的男生

罗　捷

案例故事

　　一个男生由母亲陪同来到某市精神卫生机构心理门诊，他讲述了自己的恋物经历。经过深入交谈、心理检查、心理评估，心理医生诊断这个男生是恋物症伴抑郁状态。来访者姓刘，14 岁，一米七的个子，是个"小大人"。叛逆期的他行为孤僻，脾气暴躁，情绪较难控制，稍微不如意就发火，容易激动，经常朝外公外婆、父母大喊大叫，乱发脾气，总是觉得家人唠叨，只要和他说事情就无法听进去，甚至有摔门、拍桌子等行为。上小学 5 年级时，有次他打开大人的衣柜，一眼看见母亲穿用的内衣和内裤，便取下躲起来嗅其气味，放入怀里，感到很愉快甚至兴奋。后来他有多次这样的行为被母亲发现，被批评教育了，且遭到了责骂体罚，但他无法改变此行为，还是会控制不住地去做这些事。最让父母受不了的就是他经常偷母亲的内衣、丝袜放在自己的衣柜里或床底下。上初中后，他把兴趣集中在学校女生的内裤、内衣、头巾、丝袜、高跟鞋等物品上，通过抚摸、玩弄这些偷窃来的物品的方式激起性兴奋，同时伴以自慰来获得性满足。他尤其喜欢收藏高跟鞋，自称看到它"太有冲击力了"。他偷偷珍藏了好几双这样的鞋子。最近半年，学校不少女生都碰上了贴身衣物离奇失踪的事件。直到 2 周前，警方通过调查和查看监控录像，才

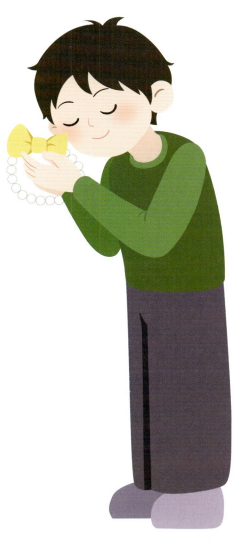

发现是小刘偷走了这些贴身衣物。学校领导、班主任对他提出批评教育、警告记过也无用。这种行为不仅对学校、女生造成伤害，而且令小刘自己备受心灵煎熬。他知道这是不对的，是违反道德的事情，心里总觉得对不起父母和亲友。但受到内心渴求的驱动，他根本无法自控。

小刘自诉：数月来，心情极不好，有时不知道为什么想要哭，有时又很烦躁。吃饭没有胃口，感到周身困倦，脑力活动减弱，尤其记忆力很差，做事效率低下，学习成绩直线下滑，也不和同学说话，有严重失眠症，有厌学、轻生念头，尚无自杀行动。班主任建议他到心理卫生机构找心理医生看看。

小刘的父母关系不好，经常吵架，在他5岁时离婚。他随母亲生活，父亲有时会来看看他。母亲喜欢穿着打扮，且衣着暴露，但对孩子的关心较少且缺乏耐心。他平时由外公外婆照看，外公外婆溺爱他，凡事都替他说话撑腰，真的是到了言听计从、百依百顺的地步。一进入叛逆期，不论是在学校或者家里，他都感觉受约束，没有自己的空间和自由，在家可能会和家人吵架，在学校经常完不成老师布置的作业并爱找借口。他性格比较孤僻，很少有好朋友可以交流思想和心情，更没有与女孩打交道的勇气和经验，以自我为中心，不允许别人，尤其是大人与自己的想法不同。他的体格和智力正常，刚进入青春期。

专家解析

　　小刘患病开始于青春期，其恋物行为的特征主要有：①性欲物品化。他对异性本身毫无兴趣，其性欲专门指向女性的物品，特别是内衣、内裤、头巾、丝袜、高跟鞋等，至于这些物品是什么人的则无关紧要。他通过摸、闻、看、吻这些物品，产生强烈的性兴奋和性欲满足。②获取冒险化。小刘所迷恋的女性物品不是自己买来的，都是他人所有的。因此小刘不惜冒偷窃、名誉扫地的危险，千方百计地获取、收集其偏爱的女性物品，如高跟鞋。若不能得手，他便会产生焦虑不安的情绪。③行为矛盾化。小刘在偷窃女性物品前后的心理也是相当复杂、矛盾重重的。在没有得手之前，他往往感到焦虑、紧张和不安；一旦得手，虽然他的性心理得到了满足，但常常又因为憎恨自己的这种行为而产生自责、悔恨、忧郁、痛苦等心理冲突。因此，他有改过之心，无改过之举。恋物症，在《精神障碍诊断与统计手册（第 5 版）》（DSM-V）中被称为"恋物障碍""恋物成瘾"，指在强烈的性欲望与性兴奋的驱使下，反复收集异性使用的物品。这种行为几乎仅见于男性。所恋物品均为直接与异性身体接触的东西，如内衣、内裤等，且大多是女性用过的东西。恋物症者通过抚摸、嗅闻这类物品，伴以自慰，可获得性满足。因此，案例故事中的男生被认为是恋物症者是有充分依据的。

恋物症的形成可能与后天因素、环境影响、性经历有关。通常是童年时性心理发育受阻，大多有性对象泛化或以象征物代替异性性对象的趋势。孩子可能会通过寻找女性替代物减轻焦虑、缓解内心的不安、发泄情绪，在青春发育期，又习得了以某种物品或人体的某部分为性对象的性感满足行为，通过条件反射机制而形成了恋物症。该男生玩物时会伴随自慰行为，体验到强烈的性快感，形成了条件反射，便很容易发展成恋物症。临床心理学认为，人类的恋物情结属于一种移情，通过反复地体验快感让人产生情绪上的依赖，最终发展为一种心理障碍——恋物症。

小刘对于该疾病没有科学的认识，发现自己有这种特殊偏好之后，也用"有色眼光"看待自己，认为自己道德败坏、对不起父母。可是，他又想不明白自己为什么会变成这样，更加控制不了内心对恋物行为的强烈渴求，整天脑子里都想着恋物的画面，无法集中注意力学习。在这种渴望和自责的矛盾中，小刘容易患上抑郁症，甚至产生自杀的念头。

恋物症对自身和他人容易造成严重的困扰。恋物症是性心理幼稚的表现，是一种可以纠正的性心理障碍。年龄越小，纠正的难度越小。所以，越早发现，越早治疗至关重要，拖延的时间越长，治疗难度越大。

专家支招))

▶ **对于小刘**

他很矛盾，但更需要帮助。当出现明显的恋物倾向时，除了进行性教育，心理治疗结合药物治疗可以帮助小刘摆脱恋物症。

（1）明确诱因。小刘可以向精神科医生求助，然后通过积极心理暗示来促进自己改变，通过正常的方式来感受性，不要用这种以物代人的方法来获取满足。

（2）心理学家认为，可以通过感受联结的方式来摆脱恋物心理。当再次产生对某个物品的冲动时，小刘可以做一些不舒服的事情，反复进行这个关联过程，大脑会将这两个事件联结，为了抵触不舒服事件的发生就会减少冲动感。

（3）转移注意力。小刘应努力转移对物品的注意力，使兴趣重新回到异性那里。恋物原因是对性需求的宣泄方法错误，当真正进入亲密关系时，会发现这些感受是恋物行为无法企及的。

（4）培养开朗的性格。小刘应锻炼自身各种能力，并建立正常的人际关系，增加与同龄人的交往，完善自己的人格，弥补自己人格发展的缺陷。

（5）若出现性兴奋过强或出现精神/情绪问题，可服用精神病药物治疗，以降低性兴奋，改善负性情绪。

► **对于家长**

家长的理解和支持也很重要，需要进行家庭治疗，为孩子营造一个良好的康复环境。

（1）孩子是家里的宝贝，尤其长辈都宠着、爱着，但是如果太溺爱，放之任之，就可能使其出现品行问题。

（2）家长应当注意千万别在孩子小的时候有意无意地对其造成不良性刺激，一定要在适当的时候对孩子进行科学的性教育。

（3）注意孩子性行为可能出现的偏异，如果发现孩子有恋物的苗头，要及时介入，不宜粗暴阻止。家长应该及时提供指导，同时鼓励孩子，给予其足够的信心，让孩子有决心把恋物症改掉。必要时，家长可带孩子寻求专业的心理健康 / 卫生机构的帮助。

（4）儿童青少年恋物症者尚未完全定型，比成人容易治疗。家长应结合家庭和社会背景，以心理 / 行为治疗为主，结合家庭治疗和社会干预，在症状较轻的阶段，对儿童青少年的恋物行为进行纠正。

► **对于学校**

性健康教育越早施行越好，学校应抓好素质教育，并为学生创造良好的环境，提供科学的性教育素材。对中学生出现有明显恋物倾向者，学校除了进行性教育，还应在正面引导的基础上鼓励其积极参加集体活动，培养开朗性格，创造条件让他们多增长知识、锻炼自身各种能力、建立正常的人际关系等，从而防止恋物症恶化。

第 14 节
窥阴，无法自拔的痛苦深渊

罗　捷

案例故事

　　小杨，高中三年级男生。他小时候喜欢和小女孩一起玩"过家家"，那时穿的都是开裆裤，所以时常看见小女孩的敏感部位，他发现了异性的差异，对性有一种朦胧意识和好奇心。有一次，他突然萌生一种奇怪的念头，想去触摸女孩的阴部，他真这样做了，觉得很舒服。后来他的行为被父母发现了，他被狠狠地揍了一顿，从此不敢再动手，只是继续和女孩玩游戏，还教她们站着尿尿，当看到她们尿了一腿时，他才明白女孩为什么蹲着小便。上了初中后，随着发育的成熟，他变强壮了，也长高了，他的第二性征（体表汗毛、阴毛、腋毛、喉结突出、声音沙哑、肌肉发达）明显发育。他每次上完厕所，总要对女厕所伸头探望一下，如果没有人就进去遛一圈。

　　大约 15 岁那年，有一天下午，他看过黄色录像后产生了冲动，就在男女厕所之间的墙上用铁钉钻了个小洞，刚好看见女厕所的情况。他偷看了两位女生上厕所的过程，窥视时伴有性兴奋，如阴茎勃起，并伴有自慰射精。之后，他一发不可收拾，以致出现不看不行，只有看后才能入睡的情况。为此，他多次冒险潜入女厕所，躲在角落偷听女生小便的声音，直到自慰满足为止。终于有一天，他的这种窥阴行为被发现了，同学们都说他"很色"，一时间"色狼""色鬼"就成了他的代名词。学校给了他严厉的处分并且声明再有类似的情况发生就要开除他。他本人表示要改正，并保证不再犯。

三个月后，情况更为严重，他装扮成女子冒险潜入女厕所、女浴室，甚至不顾污臭，携带反光镜钻进粪池去窥视女性阴部，且多次用望远镜从自家一边偷窥邻里妇女脱衣服、沐浴或性生活，一边自慰，或事后通过回忆想象与自慰，达到性满足，排解心中的苦闷。但暂时的轻松换来的却是更大的痛苦，他心里知道这是不道德的"可耻行为"，但无法自控，处于一种欲罢不能、屡改屡犯的痛苦境地，陷入了恶性循环的深渊。为此，小杨很苦恼，整天焦虑不安，心慌胸闷，手心出汗，手抖，有时还伴有抑郁，情绪低落，饭量下降，有自责、自罪和厌学、厌世念头。目前，他正在一家心理卫生机构接受心理调适和行为矫治。

小杨的爸爸妈妈都是知识分子，家庭条件较好，对他要求特别严，也对他寄予了很高的期望。母亲平常爱唠叨，他的日常全部都由妈妈替他安排好，乃至每天穿什么都要听父母的。上了五年级后，他认为自己很不自由，埋怨父母管得太多，在心里积攒了怨气。目前，他正值青春叛逆期，不听大人话，一言不合就哭闹、摔东西，好像什么事情都要跟父母对着干。父母对他大吼大叫，甚至威胁他，然而这些做法都不能够真正改变他的不良行为，也破坏了亲子关系，父母为此感到非常头疼。

专家解析

窥阴症也称为观淫症、窥视症、目淫症，是一种千方百计通过窥视女性阴部来获得性满足的异常性心理行为。这种人可不顾肮脏，或藏身于粪窟内，或在女厕所墙上挖洞，或用反光镜从男厕所进行窥视；有的则是在浴室或寝室窥视女性脱衣、裸浴、性生活；还有一种方式是从很远的距离通过望远镜、摄像机等器具进行偷窥。窥视时伴有性兴奋，如阴茎勃起，并常伴有自慰，但对异性没有进一步的性接触或性侵犯。窥阴症的诊断标准为：①符合性心理障碍的诊断标准；②在半年以上的时间内，反复出现暗中窥视陌生异性裸体或与性有关的活动的企图，受一种强烈的性欲望和性兴奋的联想所驱使；③本人具有对行为的辨认能力，自知其行为不符合一般社会规范，迫于法律及舆论的压力，可出现回避行为；④一般社会适应良好，无突出的人格障碍。小杨同学的表现符合性心理障碍的诊断标准，属于窥阴症。

窥阴症者几乎均为男性，女性很少见。通常在 15 岁之前出现苗头，然后逐渐发展，严重者会持续一生，部分患者在社交、工作、生活等方面也会出现社会功能障碍。研究结果显示，大多数男性曾经有过某种偷窥的幻想或行为。统计资料显示，95% 的窥视行为都是针对陌生异性的，对公开的、公众性的异性暴露无明显的兴趣，如游泳池、某些体育或艺术表演，甚至在西方国家某些地区盛行的裸体浴场或裸体社团活动等对他们都没有特别的吸引力。

关于窥阴症产生原因，目前众说纷纭，未有定论。其原因主要有以下几点：①色情文化的影响。一些青少年在看过黄色书籍或录像后，由于内在的性的萌发和冲动，会对异性性器官产生强烈的兴趣，并在看后出现性满足。幼年时受到不良视觉性诱惑影响，使性心理发育过程受阻。典型情况是在青春期见到异性裸体或黄色照片。②偶然的窥阴行为。幼年时或看到母亲的裸体，或窥视到双亲的性交行为，或偶然的窥阴行为与自慰相结合的不良影响，以后通过自慰的反复，加强并固定下来。③智力缺陷或者性方面的压抑亦可导致窥阴症。④人格方面大多不健全，多是内向、孤僻，缺乏与异性的交往能力。⑤生物学理论的解释认为，窥阴症是雄性激素使然，其水平过高增加了男性出现性行为异常的风险。⑥学习理论则认为，小时候受过情感虐待，或者家庭功能不良，就容易出现窥阴症。有专家认为，窥阴症可能是儿童期性教育没做好的结果，但到了成年之后再教育已无补于事。

专家支招 🔔)))

▶ **对于小杨**

窥阴症患者通常不会主动寻求治疗，一般在因窥阴症触犯道德准则或法律之后，才会被强迫接受治疗。窥阴症是一种性心理障碍，小杨需要重视起来，不能因为不好意思说出口，而不接受治疗，这样只会加重病情。在治疗过程中，医生有为患者保密的义务。这类患者常常需要采取个性化的综合措施，在心理治疗的基础上结合药物治疗，具有较好的治疗效果。主要治疗措施有：

（1）心理健康教育。患者必须树立正确的三观、道德观及性观念，认识到自己的错误，意识到正是自己的错误认知导致了异常行为，这样才能在一定程度上纠正不正常的心理。千万不要有太大的压力，应积极调理心态，卸下压力，窥阴症的顽疾才会慢慢地疗愈。患者在生活中不要看色情图书和影视作品，以免影响心理健康。

（2）对抗思想疗法。即当头脑里涌现出想看女浴室、闯女厕所的念头时，立即强制自己，默念"这种念头是有害的、无聊的、幼稚的、愚蠢的，绝不能使自己成为它的牺牲品！"尽自己努力遏制它，并每天默念十遍。此法贵在坚持，一般至少应坚持半年。

（3）转移注意力。小杨应多出去参加一些有益的活动，多运动锻炼身体，通过转移自己的注意力来克服窥阴症。

（4）在药物治疗方面，目前还没有特效药，有的医生会用一些性激素的药物减弱性欲。有文献表明窥阴症与强迫症存在关联，偷窥是压抑不住的冲动，用治疗强迫症的药物取得了不错的效果。窥阴症患者常出现焦虑、抑郁症状，小杨应在精神科医生指导下针对自己存在的情绪障碍对症用药，可帮助小杨抑制这种"看女浴室、女厕所"等行为和强迫冲动，改善焦虑、抑郁等不良情绪，帮助小杨彻底治愈窥阴症。

▶ **对于家长**

家长应鼓励孩子面对现实，积极治疗心理障碍，增强治好窥阴症的决心，树立战胜疾病的信心。家长要转移孩子的兴趣，鼓励其积极参加文体活动和适当的劳动锻炼，把性兴趣转移到正常的活动中去，如把对女性性器官的特殊兴趣转向从事男性健美、造型、绘画等活动上去。

▶ **对于学校**

学校对上高中的小杨进行适当的性教育是十分必要的，正面教育，强化法制观念，通过实例让他认识到性心理疾病的严重危害性及可能断送前程、身败名裂的现实危险，使其头脑中始终保留"法不容人"的意识，提高自控能力，克服不健康的心理。

第 15 节
喜欢穿异性服装的男孩

罗　捷

案例故事

　　16 岁的小丘是个乖乖的、很可爱、有点羞涩的男生。其父母因为想要一个女孩，所以在生了小丘后，就开始给他穿女孩的衣服，甚至会给他扎小辫子。上小学后，他也整天穿花衣服，喜欢花手帕及其他女性用品，被人起了"小妹子"的绰号。上初中以来，他在自己家里穿女装的欲望特别强烈，主动穿女性服饰，比如女性衬衣、内衣、连裤袜、内裤等，并佩戴女性饰物，他这样做时常伴有明显的性兴奋感、阴茎勃起，他经常用手自慰。在很长时间里，他着异装时会感受到宁静和舒适，有一种温文尔雅和漂亮美丽的感觉。他常常对照浴室镜子自我欣赏和想象，十分得意，以此来满足自己的一种情感享受。周末，他常男扮女装，浓妆艳抹地出现在公众场所，这样他更感觉满意。夜间，他喜欢穿异装入眠，入睡很快而且睡得很沉。有一

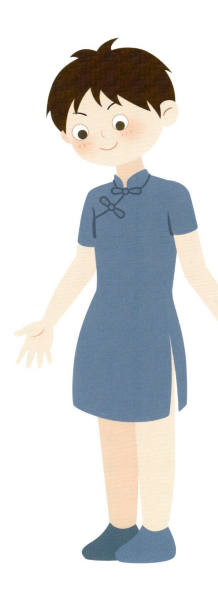

次，他描眉、涂口红、戴耳环、戴披肩假发、垫假乳房和假臀围，身穿花边蓝色旗袍，脚穿红色高跟鞋、长筒丝袜，手戴坤表，拎女式提包，走在大街上，结果被熟人认出，引来众人关注和非议。为此，他大动肝火和别人打起来，最终被带进派出所，受到了治安处罚，并承担受害人的医疗费和误工费 1000 元。家人对其着异装采取了宽恕、同情的态度。父母曾经送他到一家心理卫生机构就诊，进行精神状态检查，结果未发现精神异常表现，脑电图也正常，智商也正常。这种着异装的行为受到学校师生的劝阻、限制时可引起小丘明显的不安情绪，比如惶恐不安或生气愤怒，他以摔东西或拒绝进餐表示抗议。小丘的异装表现不为社会接受。身边的人也对他指指点点，且羞辱他，骂他"变态""二流子""不正常"。他曾因不能得到人们的理解和认可离家出走。目前，小丘休学在家，情绪不佳，整天以泪洗面，食欲下降，躺在床上，自认为变笨了，对什么都不感兴趣，夜里入睡困难，靠服用 1 ~ 2 粒安眠药才能睡几个小时，正在求助心理医生解决问题。

小丘幼年生长发育正常，学习成绩一般。他的家庭教育属保姆型，父母总当孩子的"拐杖"，帮孩子抄词、计算、做作业等，结果养成了孩子的依赖心理，凡事都指望父母相助来完成。小丘平素是性情温柔、文静、孤芳自赏的人。他一直喜欢女装，认为只有穿女装才符合自己的性情和情趣，但并不要求变成真正的女儿身。

专家解析

　　近年来，像小丘这样的情况变得越来越常见。心理学认为异装症就是指通过穿异性的服装而获得满足感的一种性心理障碍，异装症又称异性装扮症、换装行为、恋物性异装症，通俗说就是"男扮女装"（极少指"女扮男装"）。穿戴异性服饰主要是为了获得性兴奋，当这种行为受抑制时可引起明显的不安情绪。患者并不要求改变自身性别的解剖生理特征。小丘的表现符合性心理障碍异装症的诊断标准。他小时候就萌发了对异装的兴趣，到青春期就产生了与异装有关的性幻想、性冲动或性行为。开始时，他一般不在公众场合穿异装，常在自己房中穿异装，在镜中自我欣赏，后来逐渐出现在公众场合。他有多套异装，有的甚至比女性穿的还要讲究和华丽，他还有女性的各种饰品与化妆用品。异装症虽对其身体没有大的损伤，但是会影响他的正常生活及学习，甚至在别人异样的眼光下影响与他人的交流和沟通。家人对其着异装的态度不一，多数是出于无奈，任其打扮；有的则采取宽恕、同情的态度协助其穿异装。

　　关于异装症形成的因素如下：①心理因素。有的患者因感到自身责任大，其难以承受压力，借异装来逃避现实。②生理因素。患者受到异装视觉或触觉刺激而选择穿异装，以获得生理上的快感。③家庭因素。家庭的性角色限制，小丘小时候常被其父母打扮成女孩子。其父母可能认为这样穿可爱，或是他们想要个女孩，或是他们认为女孩子温顺听话、讲卫生，因此在日常生活中教育孩子时，总爱把男孩当女孩来对待，还常拿邻居家的女孩作榜样进行教育，使孩子在儿童和青少年期缺乏正常的社会交往，久而久之对孩子的心理造成影响，养成异性化的气质。④有学者认为异装症是颞叶脑电异常造成的，还有可能是正常的性发育受到阻碍引发的。⑤迷信思想的影响。有些家长，特别是年纪大一点的爷爷奶奶辈，受封建迷信思想的影响，为求孩子平安成长，便将孩子打扮成异性形象或取异性名字。

一般来说，异装症者不会危害社会和他人，但其行为不符合社会的性别角色期待，应有针对性地采取治疗措施，及时进行干预。如果异装症者长期无法得到认可，或受到外界压力过大，则容易出现抑郁症表现，影响社会交往及正常的工作、生活，甚至出现自杀倾向。

异装症者通过穿着异性服饰而获得性兴奋。但它跟同性恋者和异性症者（异性症最新名称叫性别烦躁）都有所不同。首先，异装症者不是同性恋者，同性恋者虽然有时也穿戴异性服饰，但这是因其行为带有异性特点而喜欢模仿异性生活使然。异装症者穿戴异性服饰则是为了寻求性刺激，达到性兴奋和性满足。其次，异性症者（即从心理上否认自己的性别，认为自己的性别与外生殖器的性别相反，而要求变换生理性别特征）也喜欢穿戴异性服饰，但其只是为了更像异性，并坚信这种装饰包裹着的是一个真正的异性，不会由此而感到色情刺激。异装症者穿戴异性服饰后并不怀疑和否定自己固有的性别，其异装的目的在于引起性兴奋和达到性满足。

专家支招 💡

> ▶ **对于小丘**
>
> 异装症属于一种心理方面的疾病，一般是不会自己好转的。小丘要尽早到专科医院做一个全面检查，配合心理

医生使用精神病药物或者心理治疗的方法来进行医学干预。小丘需要尽快接受心理治疗，增强克制能力。治疗应根据不同情况进行，如采用精神分析、厌恶疗法等。

（1）精神分析。让小丘回忆幼年生活经历，通过启发使其意识到异装行为与以前经历中的某个内容有关。精神分析利用自由联想、释梦的方法寻找病源，指出异常行为背后的真正含义，使患者的潜意识上升到意识层面，通过移情、转移等技术脱离病源，恢复到正常生活中来。同时，通过暗示和疏导，将其感情通过正常生活中的正常途径，而不是通过改穿异性服装升华或转移出去，从而使异装行为得以纠正。

（2）认知领悟。对小丘的异装行为的早期成因进行分析解释，使其对自己的病症及其危害有一个正确的认识，然后努力去控制、矫正这种性心理障碍。

（3）注意力转移。小丘平常应多听些舒缓的音乐，或者是培养多种兴趣爱好。有了压力就需要选择健康的方法进行释放，他可以和同龄人进行交流沟通。如果他出现严重的负性情绪，比如焦虑、抑郁症状，或伴有失眠、胃口不好、心慌胸闷等，可以选用抗抑郁药、抗焦虑药对症治疗。

▶ **对于家长**

早发现早治疗。对一些家长而言，一定要注意，不要因为自己的问题，比如家庭中本来想要个女孩，却偏偏生了个男孩，为了填补心理上的缺憾，便把孩子打扮成异性并给予更多更大的关注和爱抚，把孩子当作异性来养育，从而影响孩子的心理健康成长。在儿童或青少年期出现异装症迹象时，家长要及时采取防范措施，鼓励他们积极参加集体活动，培养其自信心，以减轻孩子对自己性别期望的压力。

▶ **对于学校**

学校进行适当的性教育是十分必要的。针对异装症现象，在日常生活、学习中更要让学生接受正确的教育。如在儿童和青少年阶段出现异装症苗头时，学校要及时转介，使学生接受专业的性心理治疗。虽然，就中国的传统文化和目前的公序良俗来说，大众还不能普遍接受异装症，但是，只要异装症者没有妨碍他人的正常生活，也未对他人构成伤害，学校也可以多给他们一些包容和关爱！如果学校能够引导学生以更加温和的眼光和善良的态度看待他们，也许会让这个世界多一些美好！

第 16 节
男孩咬定自己是"女孩子"

罗　捷

　　小龙，男性，18 岁，就读于高三，成绩排在班上前 5 位。小龙清秀善良，活泼可爱，举止彬彬有礼。1 年前，父母带他到一家心理咨询机构做心理咨询，描述其罹患抑郁症 3 年，一直在多家心理卫生机构接受药物治疗，但未按医嘱执行，效果不理想。咨询师对其进行了一对一的心理检查，小龙讲述了他的成长历程和心中的"小秘密"，他觉得自己必须把真相说出来，那是一种释放，也是一种求助。小龙在五六岁时就喜欢洋娃娃、着女装、玩"过家家"的游戏，其女性化的行为因受到父母的呵斥和同学、老师的鄙视而暂时隐藏了起来。从初一起他有想做女孩的愿望，并给自己起了一个女性化名字"梦妍"。他在心里逐渐认定自己是女孩，经常悄悄地在自己的卧室里着女装、戴女式假发、涂口红、描眉毛，喜欢缝纫、织毛衣。在学校，他常常逼尖着嗓音说话，模仿女性的姿态，被同学称为"娘娘腔"。父母发现后，对其进行了严厉的打骂指责，并对其行为进行了限制，包括在家的活动要"透明"，其活动范围要在父母的视野里，穿衣要符合男性要求，卧室不许关门，甚至在卫生间都装有监控。上初三后，他完全不认同自己的男性身份，坚信自己是女性，渴望获得生理与心理的统一，期盼成为一个可爱的女孩子，非常讨厌自己的阴茎。他购买了不少医学书籍，尤其关注生殖器方面的内容，并自行服用雌性激素、"中药"、外用药，甚至用手术刀来改变身体和"伤害"自己的阴茎，经历了重重折磨。3 年前，由于他既不能以女孩身份生活，情感上又和父母、亲友发生了冲突，在学校也承受了很大的心理压力，因此痛苦不堪，出现了忧郁情绪，整天不开心，时常哭泣，精神不振，大脑变得笨拙，学习效率差，食欲下降，有轻生念头，有几次想走上绝路体验"生不如死"的感觉。日复一日地，他想要成为真正的女人的想法日益强烈。最近，他和父母"摊牌"，非常强烈并坚持要求父母同意他摘除生殖器官。他的行动磨灭了父母的希望，他们红着眼眶无视了小龙的请求。当从生理上彻底地变成一个女人的要求不能得到满足时，他准备了手术器械，尝试自行切除阴茎或睾丸，最终被家人阻止。

小龙自幼被保姆照顾，一直到他 4 岁。父亲是警察，母亲是教师，父母平常工作都十分忙碌，对自己的孩子虽然关心，但缺乏陪伴，对孩子的管教较严格。

专家解析

小龙虽然是男儿身，却始终觉得自己生错了性别。这种情况叫异性症，是性心理障碍的一种。这不是简单地希望成为另一性别的人，而是心理上一种内在的、不可抗拒的感觉。

异性症最早在 1835 年由法国精神科医生埃斯奎尔（Esquirol）报道。1949 年，美国性学家考德维尔（Caldwell）正式予以命名。此后的几十年里，异性症一直被视作一种精神疾病，异性症者也被当作精神病人予以治疗，这导致异性症长期被污名化。2018 年 6 月，世界卫生组织发布《国际疾病与相关健康问题统计分类》第十一版，从精神和行为障碍列表中删除了与跨性别相关的类别，从此，异性症正式去病化。尽管如此，异性症者由于其与常人不符的行为习惯仍然受着不公的待遇，甚至被歧视，这样更容易使问题扩大，出现进一步的情绪问题。

最新版教科书已去除异性症这一诊断，改为性别烦躁，是指个体所体验或行为表现出来的性别与其生物性别不一致，导致该个体的主观痛苦，并希望通过使用激素或变性手术的手段得到自己渴望的另外一种性别。

很多人在孩童时代就觉得自己属于另一性别，甚至会发展为感觉自己是一个相反性别的人，错误地生活在了自己的躯体里。他们总认为自己本来就是异性，所以着异性装束，多具有异性性格，这种心理十分顽固，严重者甚至宁愿行变性手术，希望长大了可以与同性结婚。在日常生活中，患者通常穿着异性服饰，言谈举止无一不与异性相似，并伴有性欲降低及焦虑、抑郁等情况。

性别是指男性和女性的区别，在医学领域有心理性别和生理性别的区分。其中心理性别是指个体对自身性别的主观感觉，而生理性别则是指个体的身体在性别方面的客观体现。大多数情况下，个体的心理性别和生理性别是统一的，如果心理性别和生理性别认同不相符就会出现性别焦虑，进而发展为性别烦躁。

青少年性别烦躁是一种性身份障碍，其诊断标准是：

A. 个体体验／表达的性别与生理性别之间显著地不一致，持续至少 6 个月，表现为下列至少 2 项症状：①体验／表达的性别与第一和／或第二性特征之间显著地不一致（或在青少年早期，则为预期的第二性特征）。②由于与体验／表达的性别显著地不一致，因而产生去除自己第一和／或第二性特征的强烈欲望（或在青少年早期，防止预期的第二性特征发育的欲望）。③对拥有另一种性别的第一和／或第二性特征的强烈欲望。④成为另一种性别的强烈欲望（或与生理性别不同的某种替代性别）。⑤希望被视为另一种性别的强烈欲望（或与生理性别不同的某种替代性别）。⑥深信自己拥有另一种性别的典型感觉和反应（或与生理性别不同的某种替代性别）。

B. 该疾病与有临床意义的痛苦或社交、学校或其他重要功能方面的损害有关。

性别烦躁较少见，两性均可发生，但以男性多见。关于性别烦躁发生的原因，目前还不十分清楚，一般认为是由内分泌环境和外界环境因素共同作用的结果。通常情况下，性别焦虑往往在幼年时期形成，可能与遗传因素、激素变化、社会心理因素及生物学因素有关。如果患者在性心理发展过程中受到阻挠和挫折、遇到重要的应激事件或本身存在不良人格特征，就可能退行到幼稚的性心理发育阶段。

性别烦躁与同性恋没有任何关系，是两个完全不同的现象。有变性欲望的人也许对同性别的人有性兴趣，但是关键在于自己认为自己的性别是错误的。同性恋者喜欢的是性别相同的爱人，如果真的改变性别，两人之间的关系肯定会结束。性别烦躁与异装症也完全不是一回事，异装症是指有些人喜欢在特定场合下穿着异性服饰，这与性别甄别和性倾向没有直接关系。

专家支招

▶ **对于性别烦躁者**

目前的证据表明，治疗手段难以改变性别烦躁者的性别认同。心理治疗可以缓解患者急切改变性别的认知以及产生的负面情绪。曾有报道说应用改良行为疗法治疗男性性别烦躁获得了成效，使其女性意识的发展得到了控制。变性手术虽可在一定程度上使患者的心理得到平衡，但许多资料称有些人术后会后悔，认为这是个错误，且手术的并发症和后遗症可能会给其带来许多痛苦，因此手术治疗的前景并不乐观。

（1）性别烦躁通常以心理咨询及心理治疗为主，心理咨询及心理治疗不但可以帮助患者认识到自身的问题、接受事实、倾诉内心的痛苦，还可以给予患者足够的关心、鼓励和支持。①支持性心理治疗。小龙要与心理医生建立良好的关系，将内心的痛苦倾吐出来，针对出现的焦虑、抑郁、恐惧、害怕的心情，通过沟通获得理解、关心和支持。②认知领悟疗法。小龙需要确认自身的问题，结合心理医生的分析，寻找自身异常行为的早期原因，最终领悟到这些异常行为的幼稚性、错误性，从而正确认知自我，接纳自我，消除自卑感，接受现实，学会宣泄、调节情绪。③其他治疗。小龙可结合自身的病情发展，选择系统脱敏疗法、冲击疗法等。

（2）某些性别烦躁者，通过单纯的心理疏导和心理治疗，往往无法达到接纳自己的状态，可能需要进一步地展开激素替代治疗。通过补充异性的激素，比如本身是男孩，希望能够变成女孩，让其补充雌性激素和抗雄激素，让其身体表现出一些女性特征，从而达到接纳自己身体的状态。部分性别烦躁者能够在一定程度实现自我接纳，就不需要再进一步治疗。

（3）对于个别性别烦躁者，如果心理治疗依然无法改变患者的现状，最终还是选择性别重置手术，通过整形外科手术改变自身的性别，重建相反性别的性征，达到接纳自己身体的状态。变性是一种个体的生理性别与心理性别发生倒错的心理现象。变性手术可以使性别烦躁者生理性别与其心理性别协调一致。该手术的施行，应遵循的标准和要求如下：①术前诊断要明确；②要严格选择适当的手术病例。由于部分患者接受变性手术后可能会产生后悔心理，因此在进行变性手术前需要慎重考虑。

▶ **对于家长**

对于性别烦躁者，父母要理解和包容，不要排斥和歧视。父母应该加强与孩子的沟通和交流，要注意甄别，确认这种情况是否真实存在。父母要正确引导和疏解，而不是试图强行干涉和迫使孩子改变，否则不仅会让孩子感到压力巨大和痛苦不堪，甚至出现心理疾病，也会损害父母与孩子之间的关系，加剧矛盾和对立情绪，最终不利于沟通和问题的解决。性别烦躁的治疗，需要循序渐进，如果性别烦躁已经影响到孩子的生活，使其长期处于一种焦虑、抑郁状态，就要启动家庭治疗，即父母等亲人要理解小龙，通过时常陪伴、安慰、鼓励和支持，让其在心情非常焦虑、抑郁的时候能有倾诉的渠道，从而减轻内心的焦虑感、痛苦感、绝望感，这也是一种心理支持。部分患者通过家庭的心理支持，能够在一定程度上接纳自己，改善情绪，恢复正常的生活和学习，相应的治疗也可以推进。

▶ **对于学校**

学校要加强健康教育，尤其是性心理发育方面的知识，从而使学生的性心理逐渐发展成熟，克服因为性的懵懂、冲动、性取向及性心理问题等带来的压力和焦虑。如在儿童和青少年阶段出现性别烦躁等表现时，学校老师要及时采取措施，鼓励他们积极参加集体活动，培养其自信心，帮助他们减少对自己性别期望的压力。如果学生因此产生焦虑、抑郁情绪，甚至严重影响身心健康和学习、生活，班主任应及时通知家长，陪同学生去做心理咨询和医学干预，但前提是必须得到学生的同意。

▶ **对于性别烦躁者产生的心理问题**

对于性别烦躁者，进行心理咨询与心理治疗的干预，必要时对其情绪与行为障碍给予药物治疗和物理治疗，对青少年性别烦躁引起的焦虑、抑郁等情绪障碍应给予及时的危机干预，加强监护，预防自杀、自伤、伤人等行为，必要时及时送到相关专科医院就诊。

性别烦躁者的心理问题受诸多因素影响，如社会文化因素（社会或文化对求助者的社会态度和接纳程度）、求助者自身的幸福指数和生活满意度、变性手术成功与否、激素治疗是否达标。总之，有的性别烦躁者需长期的专业心理辅导，如并发其他心理疾病还需要及时予以专业的心理治疗。

第 17 节
自慰行为的困扰

罗　捷　　易自力

案例故事

　　小彭是一个可爱的少女。她来到医院心理科门诊，当看到医生以后，她只说自己最近常感到疲倦、上课时注意力不集中、学习效率低下、心情不愉快、胃口不好，却迟迟不愿意告知具体原因，似乎有什么难言之隐。在心理医生耐心询问后，她说出了隐藏在内心中的秘密：原来，她从 14 岁开始有了青春的骚动，通过和同学的交流、浏览不良网站等，她染上了自慰的习惯，会通过自慰行为获得快感和慰藉，起初是用水刺激阴部，后来躺在床上用手触摸抚弄自己的阴部，几乎立刻就达到了性欲高潮。她声称这样"可以帮助自己释放心里的压力，达到身体的放松和平静，有助于夜间的良好睡眠"，到现在已经 3 年了。在她的青春岁月里，自慰化解了她的冲动，"它给我的感觉那么美好！"但她也因此感到不安，因为听老人说自慰是"有害身体健康的"，不仅"会导致以后的性生活不好"，还"会导致不孕"。由此，她背上了沉重的思想包袱，十分惶恐、自责、不安，学习成绩直线下滑，思维不活跃，整天沉默寡言。她非常想克制自己不去自慰，可是和生理欲望作斗争是"多么艰难啊"！尤其看了一些外国小说中的性爱描写，处于青春冲动期的她更是兴奋不已，情不自禁，身不由己，抑制不住去自慰。但每次自慰之后，她又自责内疚、极度后悔、烦躁不安。近一年，她陷入了自慰—自责—再自慰—再自责的怪圈。有次小彭妈妈半夜听到女儿房间里传出了"不雅"的声音，她透过门缝看到了女儿正看着"不雅视频"做着"不雅动作"。妈妈很生气，大骂她，指责她，严厉要求她戒掉自慰习惯。但小彭难以改掉自慰的行为，并且越来越频繁，一天3次以上，身体吃不消。虽然她在愉悦中得到了满足，但"事后"经常在内心责备自己，有一种深深的内疚感、负罪感，甚至开始产生了自卑自弃、厌学逃学、情绪低落、精神不振、厌食及失眠的病理心理。医院心理医生诊断其为"抑郁状态"，开出医嘱：抗抑郁药物结合物理治疗、心理治疗。两个月后，她的病情逐渐缓解。最近这半个月，她因自行停用药物而出现病情波动，再次求助医

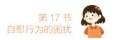

生，至今未走出病魔的纠缠，哭诉："被抑郁症折磨得很痛苦。"
同时，她很想摆脱这种自慰的"恶习"，但一直没有成功。

专家解析

　　小彭的自慰行为，在青春期青少年中相当普遍。无论男女，到了青春期，由于体内的生理变化，激素增加，会因此产生性冲动和性欲，对性问题满怀憧憬、好奇、幻想，可能在偶尔的机会，或者在和别人交谈的时候，学会了自慰。据统计，男性自慰者约90%，女性自慰者为 70% ~ 80%。自慰是正常的生理现象，人类的自慰现象广泛存在。自慰俗称手淫、打手枪、打飞机，多用于描述男性。"手淫"的叫法广为流传，但由于"淫"在中文中为贬义词，用来指代一种性行为方式欠妥当，所以应该杜绝"手淫"的称谓，科学术语应该是自慰。这是拥有正常性欲的基本表现之一。所以，适时、合理地自慰是一件正常的事情，完全没必要为自己担忧。自慰的大多数不良后果来自自慰行为所带来的不安，而不是自慰行为本身。在人际交往中，对自慰的污名化和其他各类误解也可能引发负面影响。

各个年龄段的男女都可能有自慰行为，其成因不尽相同。儿童时期出现的自慰行为多是由于无意识地偶尔玩弄生殖器，或者穿紧身裤、骑跨活动时摩擦生殖器的刺激引起快感，一般并没有性高潮。小彭到了青春期，由于体内的生理变化，因此产生了性冲动和性欲，对性满怀憧憬、好奇和幻想。正常的性欲是人类成熟和繁衍后代的基本要求，是正常的生理现象。但是从性成熟到能够合法地宣泄性能量、满足性要求（登记结婚）一般要等待数年或更久，而这段时间的性需求往往最高，总要寻找机会宣泄涨满的性欲。男生和女生都可能在不经意的机会，偶尔刺激生殖器官并达到高潮，从而一发而不可收拾，养成了自慰的习惯。也有的是在他人的诱导或协助下，学会了自慰，并一发而不可收拾。

小彭自慰后会感到内疚懊悔，可又管不住自己，一边内疚懊悔、谴责自己，一边还在不断进行，长此以往，这就不是一件好事情了，就可能引发焦虑、抑郁心理状态，从而对记忆力与思维能力产生负面影响。因为她对自慰抱有不正确的认识，认为自慰是一种不道德、见不得人的行为，认为所

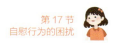

有的自慰都对身体有害，因此浮想联翩，背上了沉重的包袱。长时间的精神压力和家长的谴责，会使大脑皮层处于持续兴奋状态，易出现疲劳，表现为注意力不集中、思维迟缓、反应迟钝、心情不佳等现象，若不能及时得到调整，最终会发展为焦虑症或抑郁症，学习的力不从心与学习成绩的迅速下降是最明显的表现。

专家支招

▶ **对于小彭**

（1）自慰是自我释放，适度的自慰不仅无害，还有一定的益处，对于解除性紧张、缓解心理压力有一定的帮助，不必有负罪感，只要不频繁，不感觉疲乏就行。

（2）当出现过度自慰时，克制自己在相当长的时间内不看有关情爱的小说，避免性文字描写刺激，并且增加运动量，通过跑步等方式，释放青春期过剩的精力，增加疲劳感，使自己晚上能很快地入睡，避免想入非非，减少自慰的次数。

（3）不要访问不良网站。同时，思想必须放在别的或更健康的事情上，与朋友们建立好的友谊。

► 对于家长

（1）家长的经验交流很重要。在小彭的家庭成员中，最合适主动找孩子沟通这一问题的人非母亲莫属，母亲应该放下身段和女儿多沟通交流，对孩子予以适当的引导和进行科学的解释。需要强调的是，母亲在和孩子交流的时候，一定要注意语言技巧，不要将"性恶论"思想灌输给孩子，如果这个问题处理好了，对增进母女关系必定大有裨益。

（2）平常心对待孩子青春期自慰。家长发现孩子自慰后，完全没必要过分紧张或怒吼指责，对待孩子还要一如既往地关爱。要观察孩子的精神状态，如果偶尔一次，就属于正常；如果次数太多，出现精力疲乏、神情萎靡等表现时，就得引起重视了。

（3）告诫孩子自慰的注意事项。自慰时要注意环境的安全，选择不会被他人随意看到的或窥视的私密场所，不在他人面前自慰。同时，也要注意尊重别人的隐私，不随意打探他人的自慰情况。

（4）告知孩子自慰时一定要注意卫生和安全，要把手洗干净，避免手上带有的细菌感染生殖器官。自慰过程中，一定不要将不干净、不安全的物品放入生殖器官、尿道或肛门，以免对身体造成伤害。自慰后，要清洗生殖器官和双手。提醒孩子将弄脏的内裤、床单或被套及时清洗、晾晒。

▶ **对于学校**

（1）关键在于要科学对待青春期学生的自慰现象，对孩子由此产生的负面情绪以预防为主，尤其是处于性发育期的青少年心理状态不稳定，应该以心理疏导和性教育为主，避免早恋及对性的痴迷，培养广泛的爱好和兴趣，减少不良的性刺激，使注意力从自慰转向健康的日常学习、生活和社会活动中。

（2）学校不宜对其指责，更不能采用夸大、恐吓的办法，否则会加重他们的思想负担。只有自慰过度频繁，并扰乱了正常的生活和学习，在自我矫治难以达到理想效

果的情况下，才应该转介接受必要的医学咨询和辅助治疗，
包括药物治疗和心理治疗。

第 18 节
"伪娘" 小筑的故事

罗　捷　　廖家喜

案例故事

　　小筑自幼性格外向，喜欢和同学交往，因其父母特别喜欢女孩，从小就刻意把小筑当作女孩来养育，所以小筑从小就被父母按照女孩的模样去打扮、教育。父母时常给小筑穿女孩子的衣服、花裙子，甚至让小筑留长发扎小辫。到初、高中时期小筑就经常自己主动穿女式服装，蓄女式发型，抹口红，画眉毛，逼尖着嗓音说话，翘兰花指模仿女性的姿态，使用化学剂脱须，垫假胸垫，并厌恶自己的阴茎和睾丸。小筑有时对自己的母亲哀怨地诉说"我就是一个女孩，怎么长有男性的生殖器官呢，特别难受、不舒服"，甚至多次哀求母亲带自己到医院去切除阴茎和睾丸，渴望过女性生活。有时，小筑会去上女厕所，被同学发现，并被同学嘲笑议论，"他肯定是个性变态，天天穿得像一个伪娘，说话嗲里嗲气""以后上厕所可要注意了，咱

们学校有个性变态，进女厕所偷窥、耍流氓"。小筑自此逐渐
变得不敢与同学沟通，孤僻且闷闷不乐，有时烦躁冲动，曾欲
用刀割掉自己的阴茎和睾丸，焦虑、痛苦不堪，甚至有轻生的
念头。父母曾带其到心理门诊就诊，下面描述了一段心理咨询
的过程：

小筑逼尖着嗓音说：我觉得我就是一个女生。我从小时候
就是这样的。

咨询师：你现在的这种穿着打扮是你自己还是你父母给你
安排的呢（穿女式的服装、长发披肩、浓妆艳抹、抹口红、画
眉毛）？

小筑：现在这种打扮是我自己弄的，我从初中起就是这种
打扮了，而且我觉得我本身就是个女孩，我这样子穿着没问题啊，
我也喜欢这样子穿着打扮自己。

咨询师：小筑，你对你的男性生殖器官怎么认识呢？

小筑：我觉得我就是个女孩子，为什么会长男性的生殖器官，
会不会是……所以我讨厌这样的自己。

咨询师：什么样的自己呢？

小筑：为什么我是个男孩，为什么我会有男性的生殖器，

我时常会去思考这个问题。我讨厌自己是个男孩，我在网上经常看到有变性手术类似的宣传，有时候我非常渴望去做变性手术来解决这个问题。我多次和爸妈谈论过我的想法，但是他们始终不能理解我，始终觉得我是个男孩子，而且对我提出的要求一直推脱。我不喜欢和男孩子一起玩耍，在学校的时候我几乎不会和男孩子一起玩耍，只和班里的女孩子一起，我甚至上厕所都是去女厕所，自从上次有人说我是变态，我就很少在学校上厕所了。特别是当同学们说我是伪娘、变态的时候，我会莫名地自卑以及愤恨、焦虑，为什么同学、爸妈、老师都不能理解我的感受，同学都疏远我，不愿和我待在一起，甚至有的同学说我"简直就是个怪物"，当听到这些话的时候，我觉得我的整个世界都塌了，觉得活着好累、好没意思。

专家解析

　　小筑从初中起个人的主观体验就是"我是女孩子"，自己主动穿女式服装、蓄女式发型、抹口红、画眉毛、逼尖着嗓音说话、翘兰花指、使用化学剂脱须、垫假胸垫等一系列客观行为表现出来的性别特征也是女性，与其本身的生物性别男性显著不同。因为这种不一致，小筑有去除自己的生物性别特征（男性睾丸和阴茎）的强烈愿望，并因此感到痛苦。这些正是青少年性别烦躁的典型表现。

目前性别烦躁的成因尚无定论。社会建构主义者认为，人天生并没有性别认同，而父母及社会的期望会使不同性别的孩子受到不同类型的规训，从而形成性别认同。他们提出性别角色的社会化在出生时就已经开始，父母及社会的期望会使性别不同的婴儿受到不同的对待，孩子的性别认同也在这种潜移默化的过程中被建构起来。根据上述理论及结合小筑的童年经历，小筑幼年时期的生活经历使其性别认同出现偏倚，可能是导致小筑目前异常行为方式的重要原因（当然也不排除其他原因的可能性，如遗传、生理、心理、环境等）。

性别烦躁本身并不是精神疾病。青少年时期，性心理发育不成熟，对自我和社会的认知尚不健全，这些可能导致情绪低落、压抑、焦虑、烦躁、行为异常等精神心理问题，这时候就需要及时进行性心理教育、心理干预甚至医学干预。

专家支招 🔊

目前对于青少年性别烦躁的治疗需要联合医学、心理学、社会工作、法律工作等多领域的专业人员进行科学的干预和综合治疗。

▶ 对于小筑

积极配合心理咨询师进行心理疏导干预，积极参加学校和社会的各项活动，如旅游、登山、游泳、跑步等；努力学习文化知识，积极争取考一个理想的大学；制订人生规划，自信、自强、自尊、自爱，学好一门专业技能，在社会上找到一份适合自己的工作，自己养活自己；尊老爱幼，和同学同事友好、和睦相处，培养积极乐观向上的心态，接纳自己，面对现实。

▶ 对于家长

家长要加强对孩子的关心，正视孩子存在的问题。家长应教育孩子树立明确的性别意识和自我保护意识、建立自我认同，客观认识和对待自己；同时，多关注孩子的青春期发育情况，进行必要的青春期性心理教育，教育孩子正确认识自己的性心理变化；培养孩子预防心理障碍和保持性心理健康的能力。这就是说，家长一方面要让孩子懂得尊重性别烦躁者的性别认同与性别表达，不必对性别烦躁者产生恐惧心理，也不要排斥或歧视他们；另一方面，当自己的孩子是性别烦躁者时，家长也要教育孩子正确看待自己的性别认同和性别表达，鼓励、引导孩子正确识别性身份。

► 对于学校

学校应及时规范地安排性心理教育讲座，正确认识这种心理现象。学校需要通过全面性教育，尤其是关于社会性别的教育，帮助学生获得对社会性别和性别认同的充分了解，学会尊重并理解跨性别及性别烦躁群体，树立平等包容、多元尊重的性别意识，不随意评价和批评。学校应充分评估、理解学生目前的状态，必要时在保护学生自主权的基础上采取干预措施，如学生因情绪激动出现自伤、伤人等行为时及时制止，并及时联系家长陪伴学生到相关专业机构就诊。

► 对于心理咨询师

充分理解、尊重求助者，不排斥、不歧视性别烦躁者；

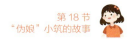

充分结合多种心理咨询方法，如家庭支持疗法、个体心理疗法、认知行为疗法、正念疗法等解决求助者的问题，改善求助者的认知，规范心理治疗流程，请各级心理专家督导，从而达到改善求助者情绪的效果。

图书在版编目（CIP）数据

未成年人性心理问题：专家解析与支招 / 罗捷主编
. -- 重庆：重庆大学出版社，2023.6
（未成年人心理健康丛书）
ISBN 978-7-5689-3831-0

Ⅰ.①未… Ⅱ.①罗… Ⅲ.①青少年—性心理学
Ⅳ.①R167

中国国家版本馆CIP数据核字（2023）第061084号

未成年人性心理问题：专家解析与支招

WEICHENGNIANREN XINGXINLI WENTI：ZHUANJIA JIEXI YU ZHIZHAO

主　编　罗　捷
副主编　李晋伟　任正伽

丛书策划：敬　京
责任编辑：黄菊香　　版式设计：原豆文化
责任校对：谢　芳　　责任印制：赵　晟
*
重庆大学出版社出版发行
出版人：饶帮华
社址：重庆市沙坪坝区大学城西路 21 号
邮编：401331
电话：（023）88617190　88617185（中小学）
传真：（023）88617186　88617166
网址：http://www.cqup.com.cn
邮箱：fxk@cqup.com.cn（营销中心）
全国新华书店经销
重庆升光电力印务有限公司印刷
*
开本：880mm×1230mm　1/32　印张：6.375　字数：112 千　插页：20 开 1 页
2023 年 6 月第 1 版　　2023 年 6 月第 1 次印刷
ISBN 978-7-5689-3831-0　　定价：45.00 元